做自己的中医
平衡阴阳，调和五脏

阴阳失衡乃为病，阴阳平衡乃健康

五脏同治，六腑共调

理正气，改善亚健康

罗 威
赵梓斌
赵东凯 主编

吉林科学技术出版社

图书在版编目（CIP）数据

做自己的中医 : 平衡阴阳,调和五脏 / 罗威，赵梓斌，赵东凯主编. -- 长春 : 吉林科学技术出版社，2023.5
ISBN 978-7-5578-9839-7

Ⅰ. ①做… Ⅱ. ①罗… ②赵… ③赵… Ⅲ. ①中医学—普及读物 Ⅳ. ①R2-49

中国版本图书馆CIP数据核字(2022)第184435号

做自己的中医　平衡阴阳，调和五脏
ZUO ZIJI DE ZHONGYI　PINGHENG YINYANG, TIAOHE WUZANG

主　　编　罗　威　赵梓斌　赵东凯
出 版 人　宛　霞
策划编辑　穆思蒙　张　超
责任编辑　王聪会
封面设计　长春美印图文设计有限公司
制　　版　长春美印图文设计有限公司
幅面尺寸　170 mm×240 mm
开　　本　16
印　　张　12
字　　数　170千字
印　　数　1-7 000册
版　　次　2023年5月第1版
印　　次　2023年5月第1次印刷

出　　版　吉林科学技术出版社
发　　行　吉林科学技术出版社
地　　址　长春市福祉大路5788号出版大厦A座
邮　　编　130118
发行部电话/传真　0431-81629529　81629530　81629531
　　　　　　　　　81629532　81629533　81629534
储运部电话　0431-86059116
编辑部电话　0431-81629517
印　　刷　长春百花彩印有限公司

书　　号　ISBN 978-7-5578-9839-7
定　　价　49.90元

前言 FOREWORD

很多人会有这样的疑问，我为什么总是"上火"，口干舌燥、口腔溃疡、牙痛、脾气暴躁？我为什么动不动就生病，感冒、发热、头痛隔三岔五地找上门来？我为什么比别人更怕冷，即使是夏天也会手脚冰凉……学一点中医知识，这些问题就迎刃而解了。

一方面，中医讲究阴阳平衡，人体的阴阳平衡了，那么这个人体内的脏腑是和谐的，气血是充足的，精力也是充沛的，整个人就会很健康。反之，倘若身体阴阳失衡，轻则早衰或者亚健康，重则患病。随着当今社会工作节奏增快、生活压力增大，人们的精神压力也与日俱增，若不能维持良好的生活习惯，保持心情舒畅，安神静气，诸多"生理常态"失和时，阴阳也就失衡了，身体、心理疾病也就找上门来了。本书结合阴阳学说，针对不同人群分析了阴阳失衡的具体情况，给出了规律的作息安排、合理且多样化的饮食清单、科学的运动方式、合理的情志调养原则等，以减少不必要的阴阳消耗并同时调节阴阳平衡。

另一方面，就中医而言，很多疾病都是虚、实、寒、热惹的祸，也就是说，人体很多疾病都是由这四种因素导致的。虚就是指人体正气不足，实是指人体过于盛满，寒、热多指外来六淫之邪气，亦有因人体失调而内生之寒热，也是对人体有伤害的致病因素。《黄帝内经》中提到"正气存内，邪不可干""邪之所凑，其气必虚"，意思是说，人体正气充足，邪气不易侵入机体，也就不会发生疾病，而邪气之所以能够侵犯人体，一定是因为正气已经虚弱了。所以说，要想不得病，首先要把正气补足了，其次是把寒、热等"邪"祛除掉。本书从虚、实、寒、热的角度出发，让大家了解它们各自的致病特点，告诉读者如何补虚、泻实、祛寒、清热，维持身体健康，以及当身体出现疾病后，应该如何对症调理和治疗。

阴阳调和了，虚、实、寒、热清掉了，疾病也就远离你了。愿本书的读者都能学到一点儿中医知识，做自己的中医。

目录 CONTENTS

上篇　人体健康事关阴阳

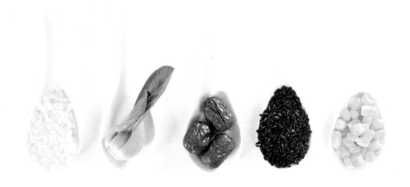

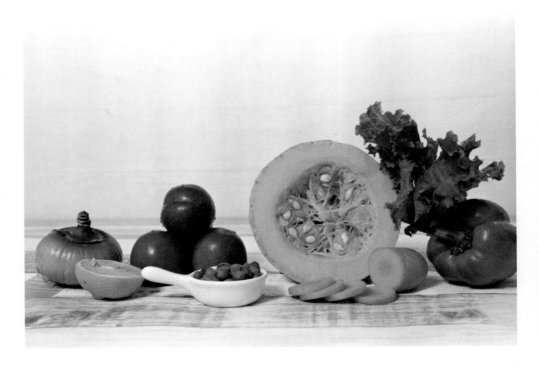

下篇　去除疾病要做到补虚、泻实、祛寒、清热

扫码领取
● 中医理论
● 养生方法
● 健康自测
● 书单推荐

上 篇

人体健康
事关阴阳

>>>>

第一章

阴阳平衡了，
身体健康了

何为阴阳及阴阳的特性是什么

生活中的我们总会被一些小病小灾困扰，比如走路没劲儿、总是心慌气短、吃东西肚子胀不消化、年纪轻轻就长了好多白头发……这些小病看似无关紧要，却很有可能是身体出现问题的前兆或预示。虽然它看起来不那么严重，但是身体的阴阳平衡可能已经被打破了。中医常说，阴阳失衡是万病之源。那么，何为阴阳呢？

≫ 何为阴阳

关于阴阳，《素问·阴阳应象大论》中是这样记载的："阴阳者，天地之道也，万物之纲纪，变化之父母，生杀之本始，神明之府也。"意思是说，阴阳二气的相互作用，造就了天地万物，阴阳二气在相互作用下也推动着世间万物的不断变化与发展。可见，阴阳在自然界中是多么重要。

那么，我们要如何区分阴阳呢？其实也很好区分，比如天为阳，地为阴；向日为阳，背日即为阴；太阳、男性、力量、光明、热等带有向上的、积极的、肯定的、热情的属性均归为阳，而月亮、女性、柔弱、冷等偏向于向下的、静止的、消极的、冷淡的属性则归为阴。

≫ 阴阳的特性

阴阳，摸不着碰不到，似乎有点玄乎，但其实就是世间万物普遍存在的一种基本规律，正如《周易》中所言：一阴一阳之谓道。那么，这种普遍存在的阴阳，到底有怎样的特性呢？

1. 普遍性：阴阳本来是一个抽象的概念，看不见也摸不着，人们只能依靠具体且明显的事物来作为判断标准，比如水与火，它们是相互对立的，所以《素问·阴阳应象大论》中认为，水与火是阴阳的表征。世界万物及其现象的阴阳属性都是按照水与火的对立特性来判断的，这使得阴阳属性具有普遍性。

2. 关联性：世间万物及其现象都是相互关联的。阴阳本不是指具体的事物，"有名而无形"，但却能囊括一切事物与现象对立统一的两个方面。比如水与火，水性寒而不走，火性热而炎上，两者相互关联又相互对立，故水属阴，火属阳。

3. 相对性、可变性：阴阳属性并非绝对不变的，而是一个相对概念，具有可变性，会因为时间或地点等条件的变化而变化。比如《局方发挥》中说："阴阳二字，固以对待而言，所指无定在。"这里的"无定在"，就是专门针对阴阳属性的相对性来说的。

》 阴与阳亦敌亦友

任何事物都存在对立面，阴阳也不例外。有阴必有阳，有阳必有阴，两者相互制约、相互依存，共同维系着人体的动态平衡。

阴阳"相杀"

阴阳"相杀"主要体现在三个方面：

1. 阴阳相互对立。阴阳，从字面意思上，一眼就能看出两者的性质是完全相反的，明显就是"劲敌"。也就是说，阴阳属性是对立的，比如上为阳，下必然就是阴；体表为阳，内脏即为阴；心肺在上即为阳，而肝肾在下就属阴；肾火则为阳，肾精则为阴，等等。

2. 阴阳相互制约。打个比方，就兔子与狼这一对食物链而言，兔子若是没有狼这种对立物种的制约，便会不停地繁殖，早晚有一天会把草原吃个精光。然而，若是没有兔子，狼也比较容易饿死。

3. 阴阳相互消长。一个跷跷板，这头低了，另一头就高。阴阳也是一样，随着条件的变化，会出现"阴消阳长""阳消阴长"等情况。比如，我们比较熟悉的四季变化：冬至春、春至夏，寒逐渐变热，这是一个"阴消阳长"的过程；又由夏至秋、秋至冬，热逐渐变寒，这又是一个"阳消阴长"的过程。再比如一天内的气温变化：日出时，气温逐渐升高，阳气逐渐强盛，阴气逐渐衰弱；中午时分，气温达到最高，阳气隆盛，阴气衰减；日落之时，气温下降，阳气逐渐衰退，阴气开始强盛；半夜之际，气温最低，阴气隆盛，阳气衰减。

我们人体内的阴阳也是这样变化的，白天阳盛，机体的生理功能以兴奋为主；晚上阴盛，机体的生理功能则以抑制为主。夜里十二时，阴盛；午时十二时，阳气最盛，机体的生理功能由抑制转为兴奋，发生"阴消阳长"的变化过程。黄昏之际，阳气逐渐衰退，阴气越来越强盛，机体的生理功能由兴奋转为抑制，出现"阳消阴长"之势。可见，人在正常的生理状态之下，阴阳两个对立面是相互制约、相互消长、彼此平衡的。

阴阳"相爱"

阴阳不仅仅是相杀的，也是相爱的，主要体现在两个方面：

1. 阴阳互根。简单地说，就是阴和阳谁也离不开谁，阴以阳的存在为前提，阳以阴的存在为基础，无阴就无阳，无阳也就无阴，这就叫阴阳互根。比如温度，寒为阴，热为阳，没有寒就没有热，没有热，也就无所谓寒。再比如人体，气属阳，血属阴，气血同源，气为血之帅，血为气之母，无气便无血，无血便无所谓气。

2. 相互转化。阴可以转化为阳，阳可以转化为阴。当然，这种转化只有在事物变化达到极端或者极致的情况下才可能发生。通俗地说，阴阳消长就是一个量变的过程，而阴阳转化则是一个在量变基础上发生质变的过程。

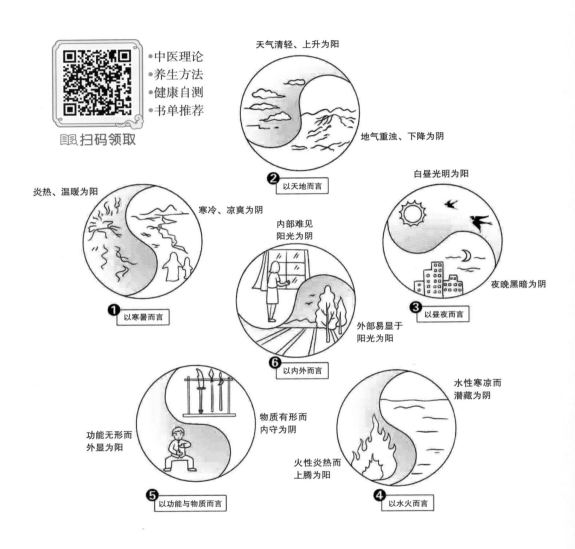

阴阳相互转化就是从量变达到质变的过程

阴阳与气血密不可分

气血是人体五脏六腑及骨骼、肌肉乃至皮肤、毛发的重要营养来源。中医认为，气为阳，可以温煦身体；血则属阴，滋养着身体。人体阴阳一旦失衡，作为阴阳的一部分，气血就会逆乱；同样，气血失和之时，阴阳也会失调。这两种情况均可导致人体生理功能紊乱，产生疾病。

» 补气即补阳，活力四射

气是生命之本，正所谓"人活一口气"。中医认为，人体的气源于先天的精气和后天摄取的水谷精气与自然界的清气，通过肺、脾、胃和肾等脏腑的生理活动作用而生成。由于气的主要组成、分布部位和功能特点的不同，中医学里又把它分为以下四种类型。这四种气对人体生命活动非常重要，我们要想保持健康、维持阴阳平衡的状态，就要养好这四种气。

支撑人生命的四种气

类型	生理作用
元气	指人体中的正气，与"邪气"相对。元气可调节人体生长发育、生殖功能，调控脏腑等组织器官生理活动等
宗气	又称大气，是积聚在人体胸中的气。宗气可推动肺的呼吸，言语、声音、呼吸的强弱，嗅觉的灵敏度都与宗气有关。宗气还能够协助心气推动心脉的搏动，调节心律等
营气	具有营养作用的气，常与血一起运行于血管中，是血液的组成部分。它能促进血液的化生，同时为全身的生理活动提供营养
卫气	负责保卫及抵抗外邪的气，它可以被理解为身体免疫系统的一部分，具有保卫身体免受疾病的侵袭等作用

17

» 补血即养阴，身心濡润

血是身体内的一种阴液物质，在气的推动下，保持着循行不息，并像水润泽土地一样滋润着五脏六腑与四肢百骸，尤其那些怀孕、分娩，以及正在哺乳的女性朋友，若是不注重补血滋阴，很容易产生头晕眼花、心悸耳鸣、失眠多梦、记忆力减退等阴血亏虚症状。所以，补血滋阴对身心健康非常重要。

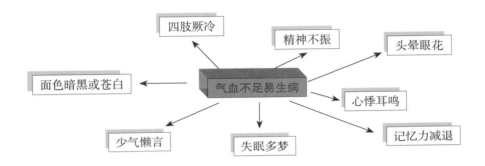

» 气血互生共长，才能阴平阳秘

对于气和血的关系，有一句话概括得极为贴切："气为血之帅，血为气之母。"意思是说，气是血液生成和运行的动力，对血具有"统率"作用；而血是气的物质基础和载体。

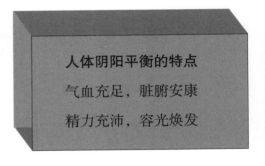

气以推动、温煦为主，血以营养、滋润为主。打个比方，如果把人体比作一种植物的话，那么气就是阳光，血就是雨露，二者相辅相成、互生共长，共同维持着人体的生理活动，使体内的阴阳达到平衡状态。

人的身体分阴阳

　　阴阳平衡是生命的根本，是人体健康的总指挥。那么，人体的阴阳在哪儿呢？其实，阴阳就蕴藏在我们身体的各个部位之中。中医认为，人体就是一个极为复杂的阴阳对立统一体，到处都充满着阴阳的对立统一现象。比如人体的上下、表里、前后、脏腑、经络、形气等各组织结构之间，以及每一组织结构的内部等，都可以划分出阴阳属性。在人的身体中，阳主外，主升，负责肌肤腠理的开阖，抵御外邪；阴主内，主降，游走于五脏六腑、四肢百骸之中，帮助身体吸收营养，排出糟粕。阳升阴降，阴阳调和，身体就会健康；反之，阳不升阴不降，阴阳失调，身体就容易生病。

人体各组织结构的阴阳属性

人体各组织结构	阳	阴
人体部位	上半身、腰背、四肢外侧、体表	下半身、胸腹、四肢内侧、体内
脏腑	六腑	五脏
五脏部位	心、肺	肝、脾、肾
五脏功能	心、肺（心肺之中，心为阳，肺为阴）	肝、脾、肾（肝为阳，脾、肾为阴）
经络	络（络之中又有阴络与阳络之分）	经（经之中又有阴经与阳经之分）
十二正经	手阳明大肠经、手少阳三焦经、手太阳小肠经、足阳明胃经、足少阳胆经、足太阳膀胱经	手太阴肺经、手厥阴心包经、手少阴心经、足太阴脾经、足厥阴肝经、足少阴肾经
气血	气（营气在内为阴，卫气在外为阳）	血
脏腑之中	心阳、肺阳、肾阳、肝阳、脾阳、胃阳	心阴、肺阴、肾阴、肝阴、脾阴、胃阴

人体阴阳为何会失衡

阴阳平衡不是一成不变的，反而很容易被打破，尤其是那些年龄略大、平时又不注重保养的人，稍有不慎，就容易导致阴阳失衡。那么，人体内的阴阳平衡为何会被打破呢？

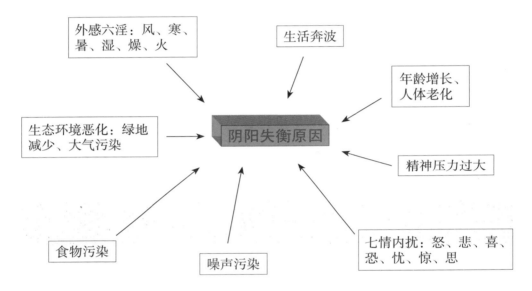

外感六淫：风、寒、暑、湿、燥、火

生活奔波

年龄增长、人体老化

生态环境恶化：绿地减少、大气污染

阴阳失衡原因

精神压力过大

食物污染

噪声污染

七情内扰：怒、悲、喜、恐、忧、惊、思

TIPS

你知道吗

1. 风、寒、暑、湿、燥、火本是正常的六气，不容易致人生病。一旦气候变化异常，六气不遵循一年四季的变化规律，发生得太突然或者太过，就会成为所谓的"六淫"，侵犯人体，导致人体阴阳失衡，继而致病。

2. 喜为心志，怒为肝志，思为脾志，悲（忧）为肺志，恐（惊）为肾志，一旦七情中的任何一方出问题，产生强烈的情绪变化，就容易导致阴阳失衡，继而导致气血乃至相应的脏腑出问题。

3. 成年以后，随着年龄增长，新细胞生成速度会逐渐减慢，人体机能也开始下降，机体平衡容易被打破，人体阴阳平衡相对更难维持。

第二章

养出阴阳平衡的好体质

平和体质：阴阳平衡的好体质

平和体质，顾名思义就是不偏不倚，人体保持着一种阴阳平衡的体质。这类人体形匀称健壮，面色、肤色润泽，头发稠密有光泽，目光有神，唇色红润，不容易疲劳，精力充沛，睡眠、食欲良好，大小便正常，平时患病较少，对自然、社会环境适应能力较强。偶尔患一点小感冒，也不会影响到正常的学习、工作与生活，属于正常的体质类型。

当然，这种健康的平衡状态，并不单单指没有疾病或者不虚弱，而应该指身体、精神都健康的一种完美状态。如果你的身体挺好，但容易生气、急躁或者跟周边的人相处得不是很融洽，甚至相处不来，这都不属于平和状态。

另外，平和体质者，哪怕受到了挫折，遇到了困难，仍旧可以应付得来，也就是身心适应力、调节力强，故可一直处于相对健康的状态，外表看着面色很好，精力充沛，内在心理素质也相当好。

》 平和体质从何而来

1. 先天基因良好，有长寿家庭的遗传。

2. 父母善于养生，使孩子从小就保持了良好的生活习惯，饮食健康，起居有常。

3. 顺应四季的自然特点调节饮食习惯、穿衣多少。

4. 保证合理的睡眠。

5. 心态平和，遇烦心事不抱怨。

6. 适度运动，不以追求肌肉为目标。

» 饮食调养、穴位保健助您平阴阳、调体质

饮食调养

饮食宜粗细合理搭配，多吃五谷杂粮、蔬菜瓜果，少食过于油腻及辛辣的食物；不要过饥或过饱，也不要进食过冷、过烫或不干净的食物；注意戒烟、限酒。

美食推荐——山药芝麻糊

◆配方：山药15克，黑芝麻120克，冰糖20克，玫瑰酱、鲜牛奶各适量，粳米少许。

◆做法：

1. 粳米洗净，浸泡1小时左右，捞出；山药洗净，去皮，切丁；黑芝麻炒香。

2. 把粳米、山药、黑芝麻一起倒入料理机内，加入清水与鲜牛奶打成糊。

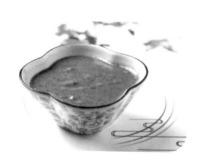

3. 锅内加入清水、冰糖煮沸，将黑芝麻糊倒入锅内，加入玫瑰酱，不断搅拌均匀即可。

◆用法：长期温服。

◆功效：理气健脾，阴阳双补。

穴位保健

●中医理论
●养生方法
●健康自测
●书单推荐

扫码领取

选穴：涌泉穴、足三里穴

定位：

1. 涌泉穴位于足底部，屈足卷趾时足心最凹陷中；约当足底第2、3趾蹼缘与足跟连线的前1/3与后2/3交点凹陷中。（图1）

2. 足三里穴位于小腿前外侧，当犊鼻下3寸，距胫骨前嵴外1横指处。取穴时，四个手指并拢，将食指放在外膝眼处，小指对应的地方即是。（图2）

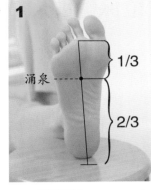
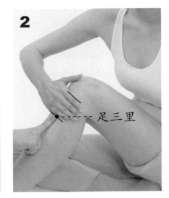

操作：

1. 端坐，一手手掌用力搓擦足底的涌泉穴，动作要快速，至足底产生温热感为宜。（图3）

2. 用按摩棒点按足

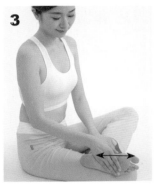
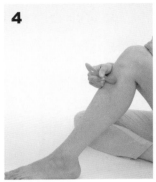

三里穴，力度适中，至局部感觉酸痛为宜。（图4）

其他调养清单

1. 情志调摄：想要体质平和，就要保持平和的心态，大家可根据个人爱好，选择弹琴、下棋、书法、绘画、听音乐、阅读、旅游、种植花草等活动来放松和调适心情。

2. 起居调摄：起居宜规律，睡眠要充足，劳逸相结合，穿戴求自然。

3. 运动保健：形成良好的运动健身习惯，可根据个人爱好和耐受程度，选择适宜的运动健身项目。

阴虚体质：不温不燥先滋阴

阴虚体质者一般都是形体消瘦的，胖子不多，皮肤较干燥，不如一般人皮肤那么红润，但是颧骨部分容易红。不仅如此，阴虚体质者的性子比较急，不够温和，做事风风火火，想一下做完，说话急，走路也急，吃饭更急，什么事都要求快节奏，一股火气，这都是阴虚导致的脾气暴躁。

阴虚意味着体内阴津不够。阴津不足，人就变干了，就燥起来了，也就特别容易上火。这就好比一口井，井里总是缺水，久而久之就干旱了。于是，就会导致眼干、咽喉干燥、尿黄便干、女性阴道干燥等。反映在人体上，就是身体容易燥热，常常会手心、足心、胸口发热，睡眠差，多梦，每天醒得早，睡觉的时候容易出汗等。

» 阴虚体质从何而来

1. 先天不足。母亲阴血不足导致子女阴液亦虚。

2. 女性更年期。女性一生会经历经、带、胎、产。每月的月经，每日的带下，生产时流失的血液，给婴儿哺乳分泌的乳汁，都属于阴血范围，而这些均以损伤阴血为前提，所以，女性多易出现阴虚体质。到了更年期，经血闭止，就是阴血渐枯的表现，意味着人体已经没有多余的经血排出体外，因此，更年期的女性阴虚最常见。

3. 长期发热。某些疾病如果表现为长期发热，就易于在热退之后出现阴虚，汗为阴液，发热时不停地出汗最容易导致人体阴液耗伤。

4. 男性纵欲耗精。男性阴虚体质并不多见，但长期纵欲的男性极易因为精气耗伤过度而出现肾阴虚的问题，不仅平时易口渴，而且还会出现烦躁、腰酸、多汗等症状。

》 饮食调养、穴位保健助您平阴阳、调体质

饮食调养

美食推荐——银耳五果羹

◆配方：梨1个，香蕉2根，红枣5颗，桂圆肉15克，枸杞子、银耳各10克，冰糖适量。

◆做法：

1. 银耳用温水泡软，与红枣、桂圆肉、枸杞子一起倒入砂锅内，大火煮沸后改用小火慢煮30分钟左右。

2. 梨去皮，切块；香蕉去皮，切小段。

3. 待步骤1的汤晾温后，将梨与香蕉倒入锅内，5分钟后加入冰糖，搅拌至溶化即可。

◆用法：佐餐食用，每日1次。

◆功效：滋阴养血，清热安神。

●中医理论
●养生方法
●健康自测
●书单推荐

扫码领取

穴位保健

选穴：三阴交穴、太溪穴、照海穴

定位：

1. 三阴交穴位于内踝尖上3寸（4横指），胫骨内侧缘后际。取穴时，正坐，屈膝，从内踝尖向上量取4横指，食指上缘与小腿中线的交点处即是。（图1）

2. 太溪穴位于足踝处，内踝尖与跟腱之间的凹陷中。取穴时，正坐，平放足底，在足内侧，内踝后方，当内踝尖与跟腱之间的凹陷处即是。（图2）

3. 照海穴在足内侧，内踝尖下1寸，内踝下缘边际凹陷中。取穴

时，坐位，在足内侧，由内踝尖垂直向下推，至其下缘凹陷处。（图3）

操作：

1. 端坐，手持按摩棒按揉对侧的三阴交穴，力量稍重些，至局部产生酸胀感为宜，左右腿交替按摩。（图4）

2. 用拇指指端重力按压太溪穴2分钟左右，力量稍重些，两侧穴位交替进行操作，每日2次。（图5）

3. 用拇指指端按压照海穴2分钟左右，力度以有酸胀的感觉为宜，每日1～3次。（图6）

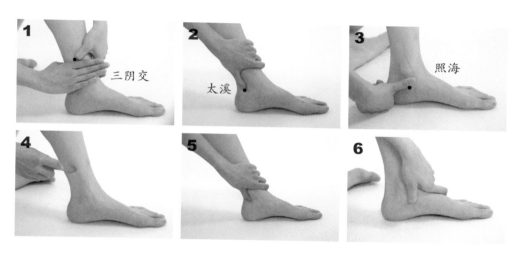

其他调养清单

1. 精神调养：阴虚体质的人应遵循《黄帝内经》中"恬淡虚无""精神内守"的养神大法，比如在工作中，对非原则性问题，少与人争，减少动怒；少参加争胜负的文娱活动；适当到乡村静养，远离城市喧嚣。

2. 环境调摄：阴虚体质的人容易上火，畏热喜凉，冬寒易过，夏热难受，因此在炎热的夏季应注意避暑。

3. 睡个好觉：阴虚的人一般会有睡眠质量较差的情况。正常情况下夜间阳渐为阴所收敛，潜入阴中，人也随之入睡；而阴虚之人不能敛阳于内，导致他们的身体、精神在晚上仍处于较为亢奋的状态，即便勉强入睡也容易出现多梦的情况。而长期缺乏睡眠会使人体越发阴虚，造成恶性循环，久而久之导致人适应环境的能力下降，还容易导致早衰，所以阴虚者最好通过调理来睡好觉，要知道，夜晚睡眠好才是补阳滋阴的基本方法。

4. 运动保健：阴虚体质的人适合做太极拳、太极剑、气功等动静结合的传统健身项目。锻炼时还得控制出汗量，不宜大汗淋漓地运动，同时要及时补充水分，运动完不宜立即洗澡。

运动推荐——健肺呼吸锻炼法

①慢走15分钟左右。（图1）

②找个环境幽静、视野开阔的地方站定，全身放松，双目平视，双足迈开与肩同宽。（图2）

③双掌搭在一起，掌心朝上，轻轻地放在肚脐下3厘米左右的位置上。（图3）

④吸气时收腹，再缓缓呼气，放松。（图4）

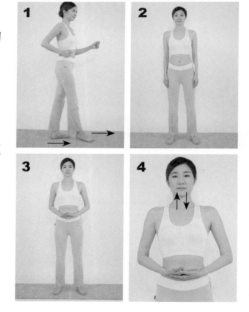

◆ 功效：滋肺阴、润肺燥，有效预防并改善肺阴虚、肺火旺所致的全身皮肤发紧、少汗、咽干口渴、大便干燥、嗓子疼痛、鼻涕发黄、舌头发红等症状。

阳虚体质：助阳不畏寒

阳虚体质的人在生活中是非常常见的。阳虚体质的人，一年四季手都凉，夏天大家都喜欢吹空调，而他不敢，一吹空调就手脚冰凉，还要加一件毛衣。但是如果冬天只有手凉，那不算真正的阳虚，"手冷过肘，足冷过膝"，才是真正的阳虚。

阳气不足容易使人精神不振、消沉，容易有筋骨关节疼痛僵硬、痛经、月经延后、不育不孕、水肿、畏寒怕冷等症，也会出现肥胖、多囊卵巢综合征、糖脂代谢紊乱等一系列代谢性疾病。

比如很多女性，月经前后不能受凉，稍微受凉，就会出现月经延后或者痛经。有的人不能吃凉东西，一吃凉东西就会拉肚子，拉得很厉害。还有的人，一得病就是寒证，比如说同样是感冒，别人感冒时会喉咙痛、流黄鼻涕、吐黄痰、扁桃体发炎化脓；阳虚体质的人感冒，就会流清鼻涕、打喷嚏、喉咙发痒、吐清稀白痰，反映出寒象。总之，阳虚体质的人，给人的整体感觉就是"火力"不够。

» 阳虚体质从何而来

1. 先天禀赋受之于父母，高龄婚育或孕期过食寒凉食物等，均易导致胎儿形成阳虚体质。

2. 日常衣着单薄，肩、腰、腿经常暴露在外。

3. 长期使用抗生素、利尿剂、激素类药物、清热解毒中药等。

4. 喜食生冷寒凉的食物，或经常预防性地喝凉茶。

5. 纵欲过度，不节制。

6. 长期在寒凉的环境（冷库）中工作，或者使用空调时温度过低。

7. 过度控制饮食，营养不良。

» 饮食调养、穴位保健助您平阴阳、调体质

饮食调养

1. 多食性质温热的食物，如荔枝、桂圆、栗子、红枣、糯米、韭菜、南瓜、生姜、红糖等。

2. 多吃有温阳作用的食品，如羊肉、牛肉、鳝鱼、鸡肉等。也可以适当搭配一些补阳祛寒、温养肝肾的中药材，如淫羊藿、肉苁蓉、补骨脂、鹿茸、海马等，做成药膳食用，补阳效果很好。

3. 忌食生冷寒凉之物，如冷饮、苦瓜、西瓜、螃蟹、鸭肉等，此类食物最伤脾胃阳气。

穴位保健

扫码领取
- 中医理论
- 养生方法
- 健康自测
- 书单推荐

选穴：足三里穴、命门穴、肾俞穴

定位：

1. 足三里穴：位于小腿前外侧，当犊鼻下3寸，距胫骨前嵴外1横指处。四个手指并拢，将食指放在外膝眼处，小指对应的地方就是足三里穴。（图1）

2. 命门穴：在腰部的后正中线上，第2腰椎棘突下的凹陷中。命门穴其实就在系裤腰带的地方，和肚脐眼是对应的。（图2）

3. 肾俞穴：位于第2腰椎棘突下，后正中线旁开1.5寸。取穴时，在腰部，和肚脐同一水平线的脊椎左右两边2指宽处。（图3）

操作：

1. 用拇指指端按揉足三里穴，操作2分钟左右，每日2次，左右交替。（图4）

2. 自然站立，双手快速搓擦至热，再将手掌紧贴于腰部的命门穴，并左右来回不停地搓擦，至局部发热为宜。（图5）

3. 自然站立，用按摩工具或拇指指腹重力按揉被按摩者的肾俞穴，至局部产生酸胀感为宜。（图6）

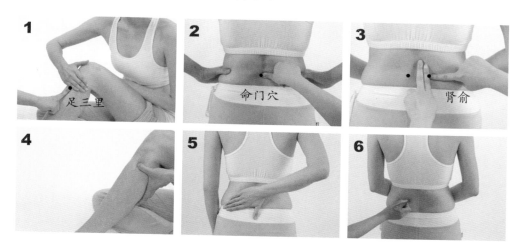

其他调养清单

1. 精神调养：阳气不足的人常表现为情绪不佳，如肝阳虚者善恐、心阳虚者善悲。因此，要善于调节自己的情绪，比如散散步、听听音乐、看看书、与人聊聊心事等，消除或减少不良情绪的影响。

2. 环境调摄：阳虚体质的人适应寒暑变化的能力差，稍微转凉，就会觉得冷得受不了。因此，在严寒的冬季，要注意保暖，防止受寒，比如在阳光明媚的中午时分晒晒太阳，每次晒20～30分钟，就是冬季补阳的好方法，可以大大增强人体适应冬季严寒气候的能力。

在春夏之季，也要注意培补阳气，防止受寒。因为夏季人体阳气趋向体表，毛孔、腠理都是张开的，所以，阳虚体质的人切不可在室外露宿；睡眠时，不要让电风扇直吹；吹空调时，要注意室内外的温差不要过大；同时避免在树荫下、水亭中及过堂风很大的过道久停。如果不注意夏季防寒，只图一时之快，更容易损伤阳气，加重阳虚症状。

3. 起居调养：阳虚体质的人要注意规律作息，不熬夜，晚上不晚于23点入睡，冬季不超过22点入睡。最好在阳光充足时适当进行户外活动，不可长期待在阴暗、潮湿、寒冷的环境下工作和生活。平时要避免劳累，切忌出大汗，出汗越多，阳气损失越多。另外，阳虚之人每晚用热水泡脚、搓搓后腰，对补充阳气很有效果。

4. 运动保健：中医讲"动则生阳"，阳虚体质的人一定要适当地加强体育锻炼，一年四季，坚持不懈，每天进行1～2次。具体项目根据体力强弱而定，如散步、慢跑、太极拳、五禽戏、八段锦、内养操、球类运动和各种舞蹈活动等，也可以经常做做日光浴、空气浴，以强壮卫阳。

运动推荐——提肛运动

①姿势随意，全身放松，集中精力。

②收缩会阴、肛门、腹部、臀部以及盆腔底部肌肉，边收缩边呼吸。吸气收，呼气放。反复做20～30次。（下图）

◆功效：可使全身气血畅通，有效调理五脏的阳气。

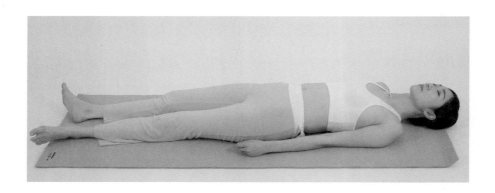

气郁体质：理顺气，调情绪

气郁，就是气不顺了。气郁体质者给人一种惆怅、不是很阳光的感觉，总是郁郁寡欢，对世间的很多事情反应比较低沉，情绪比较低落。这类人往往存在或轻或重的抑郁症隐患。比如《红楼梦》中的林黛玉，就是典型的气郁体质者。

另外，气郁体质的人，体形偏瘦，睡眠质量一般不太好，容易失眠。该体质的人中，女性多于男性，并常常伴有胁肋部或乳房胀痛。如果这个女性恰好处在更年期，很容易患上更年期综合征，继而出现焦躁、悲伤、盗汗、潮热等症状。

》气郁体质从何而来

1. 受父母影响，天生气滞忧郁，尤其母亲在怀孕时情志不展、郁郁不乐，就容易将气郁体质遗传给下一代。

2. 工作压力比较大。

3. 幼年时曾经受过比较严重的不好事件的打击，比如父母离异、寄人篱下、自信心受挫等。

4. 过度追求完美，对自己、对别人都要求太高。

5. 欲望不遂。有些人欲望多，但难以实现，一旦遭受挫折，就容易陷入抑郁，如果长时间得不到调整，就会形成气郁体质。

》饮食营养、穴位保健助您平阴阳、调体质

饮食调养

1. 多吃行气解郁、补气血的食物，如萝卜、香菜、金橘、玫瑰花等。也可以用一些疏肝解郁、活血行气的中药，如柴胡、当归、白

芍、陈皮等，做成药膳食用，对缓解气郁效果很好。

2. 少吃寒凉的食物，如冰镇饮料，尽量不要生吃蔬菜；也要避免食用辛辣刺激之物，如辣椒、咖啡、浓茶等。

3. 加强饮食调补，多吃些百合莲子汤等，健脾、养心且安神。

美食推荐——橘皮竹茹粥

◆配方：橘皮25克，粳米100克，竹茹30克。

◆做法：

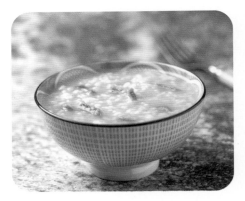

1. 将竹茹洗净，放入凉水中浸泡30分钟左右。

2. 热锅，倒入适量清水，大火煮沸，放入竹茹，再煮沸5分钟左右，过滤，留下竹茹水。

3. 将橘皮洗净，切丝；粳米淘洗干净。

4. 将粳米倒入竹茹水中，小火熬制成粥，再加入橘皮丝煮约10分钟即可。

◆用法：温服，早餐服用，每日1次。

◆功效：理气健脾，开胸顺气。

•中医理论
•养生方法
•健康自测
•书单推荐

扫码领取

穴位保健

选穴：膻中穴、太冲穴

定位：

1. 膻中穴：位于前正中线上，横平第4肋间隙。取穴时，在人体胸部的正中线，两乳头之间连线的中点处即是，按压有酸胀感。（图1）

2. 太冲穴：位于足背，第1、2跖骨连接处前方凹陷中。取穴时，

用手指沿第1和第2脚趾之间的缝隙向上移动，感觉到动脉跳动处即是。（图2）

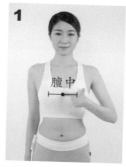
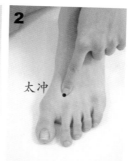

操作：

1. 自然站立，一手拇指指腹按揉膻中穴，先顺时针后逆时针分别按揉20圈，至局部产生酸胀感为宜。（图3）

2. 端坐，用一手拇指指端按揉太冲穴2～3分钟，力度适中，至局部产生酸胀感为宜，左右脚交替按揉。（图4）

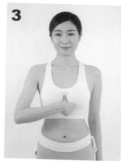
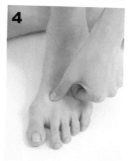

其他调养清单

1. 气郁体质的人应适度发泄，多做一些舒展身心的活动，可以听一些欢快、振奋的音乐。

2. 保持房间敞亮，空气清新、流通。

3. 早睡早起。早晨的阳光能让人感受到生机与活力，早睡是保障肝脏造血的最佳方式。

4. 克服一些不良欲望，学会知足常乐、适可而止，从清心寡欲中获取平静与恬淡自怡的心境。

5. 气郁体质的人平时要多做些健身活动，建议每天做30～60分钟的有氧运动。选择具体的运动项目时，应以拉伸、舒展的运动为主，比如太极拳、八段锦、瑜伽、游泳等。

气虚体质：补元气，顺好气

气虚，说白了就是气不够用了，总是感觉累得慌，怎么休息都无济于事。日常生活中，大家一起去做某一件事情，其他人可能一点儿也不觉得累，但气虚之人就会不停地出汗，还总是一副上气不接下气的样子，着实令人难受。这样的体质就是气虚体质。

气虚体质的人都偏胖，但胖而不实，肌肤很松软，就是我们常说的"虚胖"。还不耐寒热，一热就容易出汗，一降温就怕冷、怕风，因此总爱感冒，隔三岔五就会流鼻涕、打喷嚏。也特别容易患内脏下垂等病，如胃下垂、脱肛、子宫脱垂等。

除此之外，气虚之人的耐力还有点儿差，跑步只能跑几百米，若是让他坚持跑上一千米，身体便会产生反应，感觉呼吸困难、大腿发软。

》气虚体质从何而来

1. 先天禀赋受之于父母。母亲怀孕时营养不足，妊娠反应强烈导致长时间无法正常进食，早产，喂养不当。

2. 大病、久病之后，元气大伤。

3. 长期过度用脑，思虑过度，劳心伤脾。

4. 过劳，曾经是重体力劳动者或者是职业运动员。

5. 长期节食，人体摄入营养不足。

6. 喜食生冷寒凉、肥甘厚腻之物。

7. 七情郁结，中焦不畅，脾失健运。

8. 缺乏运动，喜欢平躺。

●中医理论
●养生方法
●健康自测
●书单推荐

扫码领取

» 饮食调养、穴位保健助您平阴阳、调体质

饮食调养

1. 多吃性平偏温、具有补气作用而且易消化的食物，如山药、白扁豆、红枣、鸡肉、牛肉等，也可搭配党参、黄芪等补气中药一起做成药膳。

2. 多吃些补血食物，如桂圆、猪肝等，因为气虚往往是和血虚同时出现的，注重补气的同时也要注重补血，以达到气血平衡。

3. 不宜食用生冷寒凉、肥甘厚味、辛辣食物及破气耗气之物，如白萝卜、莱菔子、山楂、槟榔、柿子、薄荷、胡椒等，以免损伤脾胃之气，导致气血运化不足。

美食推荐——山药莲子炖猪肚

配方：山药500克，猪肚半个，去心莲子50克，香菇4朵，枸杞子、料酒、盐、胡椒粉、高汤各适量。

做法：

1. 山药洗净，切块；猪肚洗净，用沸水烫一下；香菇去蒂，对切成两半。

2. 锅内倒入适量清水，放入猪肚，倒入料酒，撒入盐、胡椒粉，大火煮沸后改小火煮40分钟，待猪肚熟软时，捞出切条。将所有食材倒入高汤中，再煮约20分钟，调入盐即可。

穴位保健

选穴：膻中穴、足三里穴

定位：

1. 膻中穴：位于前正中线上，横平第4肋间隙。取穴时，在人体胸

部的正中线，两乳头之间连线的中点处即是，按压有酸胀感。（图1）

2. 足三里穴：位于小腿前外侧，当犊鼻下3寸，距胫骨前嵴外1横指处。取穴时，四个手指并拢，

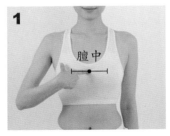
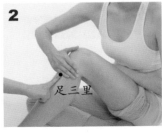

将食指放在外膝眼处，小指对应的地方即是。（图2）

操作：

1. 用手掌横擦腋下至膻中穴，反复20次；再用掌根重力按压膻中穴2～3分钟。（图3、4）

2. 手握空拳，连续叩击足三里穴2～3分钟，应逐渐增加力度，至局部皮肤发红微热。（图5）

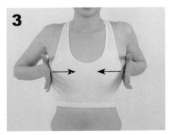
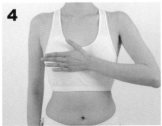
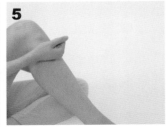

其他调养清单

1. 起居调养：气虚体质的人应养成良好的作息习惯，保证睡眠充足，不熬夜，因为熬夜是非常损耗气血的，越熬夜，气血越亏。平时要注意保暖，避免受风寒，不要劳汗当风，以防止外邪侵袭。

2. 运动保健：气虚体质的人宜选择缓慢的有氧运动，比如慢跑、瑜伽、散步等，避免因过度运动而加重气虚。也可以练习一些呼吸法，对补气有效。

血瘀体质：通血脉，脸不黑

生活中，有些人不小心撞到身体某个部位，总会很快地起一大块乌青，俗称"鬼拧青"。这其实就是中医所说的血瘀体质。血瘀则意味着血脉不流通，血脉瘀堵了。通则不痛，痛则不通，这类人一般会以各种各样的疼痛形式表现出不舒服，比如刺痛、憋痛，常见的有胃痛、腹痛、胸痛等。

另外，血脉流通不畅的人脸色大多较灰暗，口唇色相对较深，容易落疤，甚至会形成暗斑。而且，这类人的皮肤上多见静脉曲张，皮肤干燥，有的甚至呈鱼鳞样。舌质偏暗，看上去比同龄人苍老，脾气还比较急。

》 血瘀体质从何而来

1. 先天禀赋受之于父母。

2. 七情不调，抑郁、压抑，长期不能舒展，性格敏感、消极。

3. 曾有过严重的外伤。

4. 疾病迁延不愈，长期服药，损伤肝脏。

5. 长期处于寒冷的环境中工作或生活。

6. 久食寒凉之物。

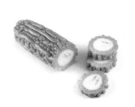 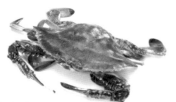

苦瓜、螃蟹均为寒凉之物。

» 饮食调养、穴位保健助您平阴阳、调体质

饮食调养

1. 多吃具有活血、散结、行气、通络作用的食物，如丝瓜、海带、鲤鱼、山楂、金橘等。

2. 血瘀严重的人还可以用一些活血祛瘀的中药，如红花、桃仁、当归、赤芍、牡丹皮等，做成药膳或茶饮服用，可以起到很好的改善作用，但最好在医师的指导下使用，并应注意用量。

3. 少食油腻、寒凉之物，如奶油、肥猪肉、西瓜、蟹黄等，因为油腻会令血脉不畅，寒凉会令血脉凝滞，容易加重血瘀症状。

美食推荐——乌贼桃仁汤

◆**配方**：新鲜乌贼肉250克，桃仁15克，韭菜花10克，料酒、白糖、盐各适量。

◆**做法**：

1. 乌贼肉冲洗干净，切条。

2. 桃仁洗净，去皮。

3. 热锅，倒入适量清水，加入桃仁，中火煮沸后，倒入乌贼肉，加入料酒、盐、白糖调味，快出锅前加入韭菜花，拌匀即可。

◆**用法**：佐餐食用，每周1次。

◆**功效**：化瘀血，行气结，并能养血调经。

穴位保健

选穴：血海穴、内关穴

定位：

1. 血海穴：在髌底内侧端上2寸，股内侧肌隆起处。取穴时，屈

膝，以掌心按于膝盖髌骨上缘，第2～5指向上伸直，拇指约呈45°斜置，拇指尖下即是。（图1）

2. 内关穴：位于腕横纹上2寸，掌长肌腱与桡侧腕屈肌腱之间。取穴时，从腕横纹向上量取2横指（拇指），两筋之间即是。（图2）

操作：

1. 用双手拇指指腹分别按揉两腿上的血海穴，用力稍重，至穴位处产生胀痛感为宜。（图3）

2. 端坐，手持牛角按摩器点按对侧手

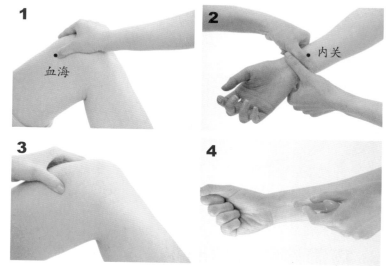

臂的内关穴，力度不宜过大，至穴位处感觉酸胀为宜，左右手交替按摩。（图4）

其他调养清单

1. 适度运动：血瘀体质的人要坚持适度的有氧运动，如游泳、瑜伽、太极拳等，来增强心肺功能，促进体内血液循环，有助于消散瘀血。但中老年血瘀体质者不宜参加剧烈、爆发性强的竞技类运动。

2. 起居调养：血得温则行，得寒则凝。血瘀体质者要避免寒冷刺激，秋冬要特别注意保暖；日常生活中应动静结合，不可贪图安逸，以免加重气血郁滞。气为血之帅，因此也需注意情志舒畅，不要恼怒郁愤，还要保持良好的睡眠及生活习惯。

痰湿体质：健脾除湿不怕胖

痰湿体质的人一般体形较胖，腹部肥满而松软，面色淡黄而暗，没有光泽。平时比较容易困倦，不爱运动，手足易凉，经常感觉胸闷，痰比较多，还容易有肠胃不适症状，喝点酒或吃了油腻的东西后易腹泻，大便不成形，有的人甚至会偶有关节酸痛不适。细看他的舌头，你会发现舌头上有着厚厚的一层舌苔，就像吃了饼干一样。

中医认为，痰湿的形成原因是脾的功能出现了问题。我们知道，脾是主运化水湿的，如果脾的阳气不足，就会使脾胃的功能失调，出现脾失健运的现象。那么，进入人体的食物和水也就不能及时被转化成对人体有用的精微物质，而是滞留下来变成了水湿。水湿越积越多，就会慢慢化成痰，所以，痰湿体质多是由于脾虚不能运化水湿所致的。

》 痰湿体质从何而来

1. 先天禀赋受之于父母。

2. 不良饮食习惯：饮酒过多，暴饮暴食，爱吃生冷寒凉、膏粱厚味，长期口味偏咸等，对肺、脾、肾造成损害，水液传导功能失司，壅滞于体内则形成痰湿。

3. 久坐：长时间含胸塌背，较少运动，体内食物难以代谢，致使痰湿堆积于体内。

4. 减肥药服用过多，或不吃早餐，喜吃夜宵，损伤脾胃。

5. 情志不舒，多忧思，损及脾胃。

●中医理论
●养生方法
●健康自测
●书单推荐

扫码领取

» 饮食调养、穴位保健助您平阴阳、调体质

饮食调养

1. 多吃一些具有健脾利湿作用的食物，如薏米、扁豆、红小豆、冬瓜等。

2. 痰湿严重者可搭配一些健脾祛湿的中药材，如茯苓、白术、荷叶、芡实、陈皮、苍术等，做成药膳食用。

3. 忌食肥甘厚腻、酸涩食物，如鸭肉、橘子、柚子、石榴、柿子及煎炸食物、肥肉、奶油等。

美食推荐——荷叶莲藕烧豆芽

◆**配方**：新鲜荷叶200克（干品减半），水发莲子50克，藕丝100克，绿豆芽150克，盐适量。

◆**做法**：

1. 莲子与荷叶加水煎汤。

2. 热油锅，倒入藕丝，炒至七成熟，加入绿豆芽，倒入荷叶莲子汤，加盐调味，中火煮至全部材料熟烂，至汤汁收干即可。

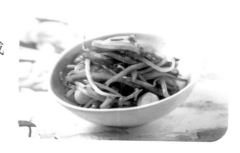

◆**用法**：佐餐食用，隔日1次。

◆**功效**：补肾健脾，渗水燥湿，消除肥胖。

穴位保健

选穴：足三里穴、丰隆穴、水道穴

定位：

1. 足三里穴：位于小腿前外侧，当犊鼻下3寸，距胫骨前嵴外1横

指处。取穴时，四个手指并拢，将食指放在外膝眼处，小指对应的地方即是。（图1）

2. 丰隆穴：位于小腿前外侧，外踝尖上8寸，条口穴外1寸，距胫骨前缘1.5寸。取穴时，正坐屈膝，先找到外膝眼与外踝尖连线的中点，再找到胫骨前缘外侧2横指，和刚才那个中点平齐的地方即是此穴。（图2）

3. 水道穴：位于下腹部，脐中下3寸，前正中线旁开2寸。取穴时，从肚脐沿正中线向下量4横指，再水平旁开约2横指，按压有酸胀感处即是。（图3）

操作：

1. 用拇指指端点按足三里穴，每次操作2分钟左右，每日2次。（图4）

2. 用拇指指端按压丰隆穴，每次操作2分钟左右，每日2次。（图5）

3. 自然站立，双手食指与中指并拢，缓缓点揉水道穴，用力稍轻些，至局部感觉温热为宜。（图6）

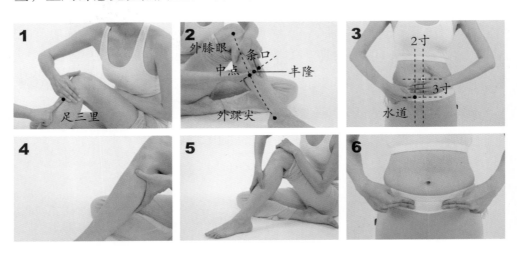

湿热体质：祛湿散热，不爱长痘

　　湿热体质的人比较常见，男女老少都有，尤其以青年人居多，其标志性特征就是脸上爱出油、爱长痘，口舌生疮。体内有湿热，表现在皮肤上就是长痤疮，女孩一般长在额头两边，男孩则爱长在有胡须的地方。一旦吃了油腻、容易上火的东西，多半隔天就会长出痘痘，甚至还会长脓疱，有些人的脖子、头发里都会滋生痘痘。

　　此外，这类人体形偏胖或消瘦，面垢多油光，易患口腔溃疡，常常觉得口鼻发热，脾气一般比较急，耐性差。平日睡眠质量不是很好，易早醒；小便偏黄且气味重，大便多黏滞不畅；男性多阴囊潮湿，女性常带下增多；大多舌质偏红，舌苔黄腻。

》 湿热体质从何而来

　　1. 先天禀赋受之于父母。

　　2. 长期生活在潮湿闷热的环境中，日久脾胃受困；或夏季在空调的作用下，很容易造成腠理闭塞，形成或加重体内的湿热。

　　3. 长期情绪压抑，心理压力大，造成人体气机郁滞，气滞日久化火，引起津液代谢障碍，日久形成湿热体质。

　　4. 过食肥甘、辛热食物或进食速度过快，是湿热体质形成的主要原因。

　　5. 饮食过度贪凉，日久水湿不能运化，停积肠胃，蕴湿生热。

》 饮食调养、穴位保健助您平阴阳、调体质

饮食调养

　　1. 多选择寒凉、清利的食物，如绿豆、薏米、苦瓜、冬瓜、丝

瓜、甘蔗、西瓜等，以协助机体清热泻火、化湿利水。

2. 湿热严重的人可选用一些清热利湿的中药材，如茵陈、黄芩、金钱草、蒲公英、金荞麦等，做成药膳，可有效改善湿热体质。

3. 少吃肥甘厚味、辛辣刺激的食物，如辣椒、韭菜、八角、桂圆、酒、肥肉等，以保持良好的消化功能，避免水湿内停或湿从外入。

美食推荐1——薏米银菊饮

◆**配方**：金银花、野菊花、蒲公英各15克，甘草9克，薏米60克。

◆**做法**：

1. 将薏米洗净，用清水泡透。

2. 将薏米放入锅内，大火煮沸后改用小火煮约20分钟，再放入甘草、金银花、野菊花、蒲公英等，继续煮约10分钟即可。

◆**用法**：代茶频饮，每日1次。

◆**功效**：清热，解毒，利湿。

美食推荐2——薏米山药扁豆粥

◆**配方**：薏米、白扁豆各10克，山药15克，粳米20克。

◆**做法**：所有材料洗净，入锅，加水，小火慢熬成粥即可。

◆**用法**：早餐温服，隔日1次。

◆**功效**：健脾胃，利湿。

穴位保健

●中医理论
●养生方法
●健康自测
●书单推荐

扫码领取

选穴：中脘穴、阳陵泉穴

定位：

1. 中脘穴：位于人体上腹部，前正中线上，当脐中上4寸。取穴

时，胸骨下端和肚脐连接线中点处即是。（图1）

2. 阳陵泉穴：位于小腿外侧，当腓骨头前下方凹陷中。取穴时，正坐屈膝，膝盖斜下方，小腿外侧之腓骨小头稍前凹陷中即是。（图2）

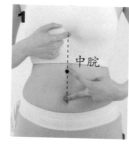
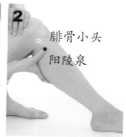
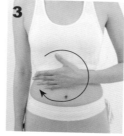
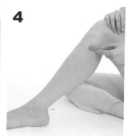

操作：

1. 整个手掌张开，置于腹部的中脘穴，并按顺时针方向按揉，至感觉温热为宜。（图3）

2. 用按摩棒点按阳陵泉穴，力度适中，至穴位处产生酸胀感为宜。（图4）

其他调养清单

1. 在日常起居上，湿热体质的人要注意避免熬夜或过于劳累，必须保持充足且有规律的睡眠。

2. 寒凉的天气要注意保暖，多洗热水澡。盛夏暑湿较重时，要减少户外活动的时间，要穿宽松、透气的衣服，这样有利于汗液蒸发，祛除体内湿气。

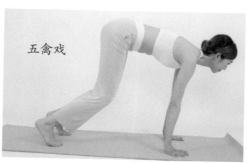

3. 加强运动，如中长跑、游泳、爬山等，以促进体内湿气排出。如果身体不好，也可以选择舒缓类的运动，如瑜伽、五禽戏、太极拳、普拉提等，重点在于舒展筋骨及关节，增强身体柔韧度，以帮助身体排出湿热。

特禀体质：过敏也是一种体质

如今易过敏的人越来越多，湿疹、过敏性鼻炎、哮喘已成为常见病。比如有些病人，每年一到春暖花开的时候，脸上就起很多小疙瘩，在中医看来，这种就是特禀体质者。特禀体质的人一般比较瘦弱，面色白，情绪不稳定，对环境敏感，如对花粉、特定食物、异常气味等过敏。患鼻炎、哮喘、皮疹的概率高，往往有一定的遗传倾向。

》 特禀体质从何而来

特禀体质是由先天因素和遗传因素造成的一种体质缺陷，包括先天性、遗传性的生理缺陷，先天性、遗传性疾病，变态反应，原发性免疫缺陷等，从而使人体对外界环境的适应能力较差，易引发过敏性疾病。

· 无特殊形体特征；先天禀赋异常者，或有畸形，或有生理缺陷。

· 易患哮喘、荨麻疹、花粉症、过敏性鼻炎及食物过敏等过敏性疾病。

· 易患遗传性疾病，如血友病、唐氏综合征等。

· 易患胎传性疾病，如五迟（立、行、发、齿、语）、五软（头颈软、口软、手软、脚软、肌肉软）、解颅、胎惊等。

· 对环境适应能力差，易引发宿疾。

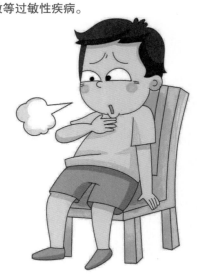

才出来一会儿工夫就咳喘不止，
我这是又过敏了吧！

》 饮食调养、穴位保健助您平阴阳、调体质

饮食调养

1. 特禀体质的人在饮食上宜均衡，粗细搭配适当，荤素调配合理。

2. 宜多食益气固表的食物，如红枣、山药等，也可以用适宜的中药做成药膳，如黄芪、防风、党参等。

3. 尽量少食辛辣、腥发食物及含致敏物质的食品，如蚕豆、白扁豆、羊肉、鹅肉、鲤鱼、虾、蟹、茄子、辣椒、浓茶、咖啡等。

美食推荐——牛奶藕粉

◆配方：牛奶2大匙，藕粉1大匙，蜂蜜（根据个人口味准备）。

◆做法：

1. 藕粉、牛奶一起倒入锅内，大火搅拌均匀。

2. 改用小火，边煮边搅拌，直至呈透明状即可。

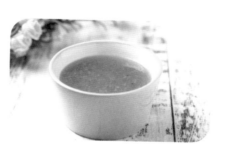

3. 若是怕味道不好，也可以适量加点蜂蜜调味。

◆用法：加餐时食用，每日1次。

◆功效：牛奶、蜂蜜都有利于改善过敏体质，这道美食尤其适合过敏体质的宝宝食用，过敏的成年人也可以吃。

穴位保健

选穴：神阙穴、曲池穴

定位：

1. 神阙穴：位于腹部中部，肚脐中央。（图1）

2. 曲池穴：位于肘横纹外侧端，屈肘，在尺泽与肱骨外上髁的连线中点，也就是在手肘关节弯曲凹陷处。（图2）

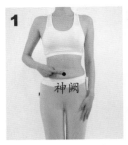
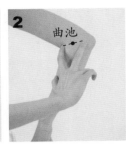
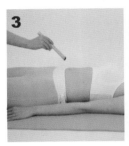
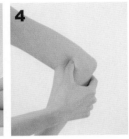

操作：

1. 点燃艾条或借助温灸盒，对神阙穴进行温灸，每次灸10分钟，点燃端要与皮肤保持2～3厘米的距离，不要烫伤皮肤，可每周操作1次。（图3）

2. 用拇指指腹按揉曲池穴，以穴位感到酸胀为度，按揉2～3分钟，每天操作1～2次。（图4）

其他调养清单

1. 情志调摄：特禀体质的人因对致敏原敏感，容易产生紧张、焦虑等情绪，因此，在尽量避免致敏原的同时，还应避免紧张情绪。

2. 起居调摄：特禀体质的人起居要有规律，保证充足的睡眠时间。居室宜通风良好，保持空气新鲜。日常接触的物品，如枕头、棉被、床垫、地毯、窗帘、衣橱等，易附有尘螨，可引起过敏，应经常清洗、日晒。也要尽量避免处在含有较多花粉的环境及粉刷油漆的空气中，以免诱发过敏病症。

3. 运动保健：特禀体质的人宜进行慢跑、散步等户外活动，也可选择健身操、瑜伽等室内活动。不宜选择运动量大的活动，避免春天或季节交替时，长时间在室外锻炼。运动时注意避风寒，如出现哮喘、憋闷等现象应及时停止运动。

第三章

阴阳调和脏腑安

心，阴阳失调了

心是脏腑中最重要的脏器，《黄帝内经》中称之为"君主之官"，主血脉，主神志，在五行中属火，与小肠相表里，起着主宰人体生命活动的作用。而心脏的这些生理活动其实都是心阴、心阳和心气、心血协同作用的结果。一旦心的阴阳、气血失调，心脏的生理功能就不能正常发挥了，人也就要生病了。

心病常见症状及其病因病机

与心有关的常见病症	病因病机
心悸怔忡	1.心阴、心血亏损，血不养心，心无所主，而悸动不安； 2.心阳、心气虚损，血液运行无力； 3.痰瘀阻滞心肺，气血运行不畅，心动失常所致
心烦	1.心火炽盛，心神被扰； 2.心阴不足，虚火扰心，以致神志浮动，躁扰不宁
失眠、多梦	1.心阳偏亢，阳不入阴，心神不能入舍所致； 2.实则为邪热、痰火，扰动心神，神不安藏； 3.虚则为心阴心血亏损，阴不敛阳，血不养心，心神浮越，失于敛藏所致
健忘	多由心的气血亏虚，脾气不足，肾精不充，髓海空虚，心神失养，神志衰弱所致
喜笑不休、谵语、发狂	1.心火亢盛，或痰火上扰； 2.邪热内陷心包，而致神志昏乱
昏迷	1.邪盛正衰，阳气暴脱，心神涣散； 2.邪热入心（逆传心包），或痰浊蒙蔽心包等所致
心前区憋闷疼痛	胸阳不振，或为痰浊、瘀血痹阻，心脉气血运行不利，甚或痹阻不通所致
面唇爪甲紫暗	心阳虚损，或寒滞血脉，血行瘀阻不畅所致
面色苍白无华	心气、心血不足，不能上荣于面
脉细弱无力	心气不足，心阳不振所致
小便赤涩，尿道灼痛	心火上炎所致

» 失眠多梦

失眠属于一种长时间睡眠质与量不足的病理表现，主要表现形式有：难以入睡、入睡后易醒、醒后难以再次入睡、多梦、睡眠不深、早醒、彻夜不眠等。从中医角度看，失眠又被称为不寐、不得卧、不得眠、不得瞑等，而导致失眠的原因也与阴阳气血的失调密切相关，下面我们就一起来看一下。

证型	病机	主要症状	治疗方法
心血虚	由于年老体虚、劳心过度或久病大病、产后失血等，导致心脾两虚、气血不足，使心失所养、心神不安而致不寐	不易入睡，多梦易醒，心悸健忘，神疲食少，伴头晕目眩、四肢倦怠、腹胀便溏、面色少华等	补益心脾，养血安神
心火亢盛	由于久病体虚或五志过极等导致肾阴耗伤，心火亢盛，使心肾失交，扰及神明而致不寐	心烦不寐，入睡困难，心悸多梦，伴头晕耳鸣、腰膝酸软、潮热盗汗、五心烦热、咽干少津等	交通心肾，补脑安神
阴虚阳亢	多因精亏血少，阴液大伤，阴虚阳亢，使虚火内生，扰动心神而致不寐	心烦不寐，心悸不安，腰酸足软，伴有头晕、耳鸣、健忘、遗精、口干津少、五心烦热、舌红少苔等	滋阴降火，清心安神
心胆气虚	由于禀赋不足或暴受惊吓，以致心虚胆怯，心神失养，神魂不安而不寐	虚烦不寐，多梦，易惊醒，平素遇事易惊，胆怯心悸，伴气短自汗、倦怠乏力等	益气镇惊，安神定志

酸枣仁煮粥或烹茶，养血滋阴敛心火

酸枣仁可内养心之阴血，外敛表之虚汗，为养心安神之重要药材，善治心悸失眠、健忘多梦、自汗、盗汗等不适，甚至可以有效地改善抑郁症、焦虑症等病症。

睡前按摩，轻松入眠

1. 指甲端按摩头皮：两手四指弯曲略成45°，用指甲端来回快速按摩头皮2分钟。（图1）

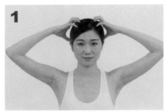 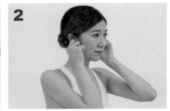

2. 双掌搓耳朵：两手掌拇指指侧紧贴前耳下端，由下而上，再自前向后，用力揉搓两个耳朵约2分钟。（图2）

3. 睡前以两手拇指指腹按揉脑后的风池穴，稍微用力些旋转按揉，随后顺势按揉脑后，约30次，以出现酸胀感为宜。（图3、4）

4. 睡前用拇指指腹轻轻地按揉头顶的百会穴，先顺时针按揉，再逆时针按揉，力度适中，至穴位处感觉酸胀即可。（图5）

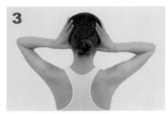 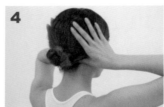 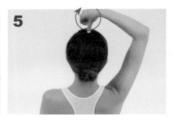

TIPS

轻松找穴

1. 风池穴：位于人体颈后区枕骨之下，在胸锁乳突肌与斜方肌上端之间的凹陷中。取穴时，双手掌心贴住耳朵，十指自然张开抱头，拇指往上推，在脖子与发际的交接线各有一凹陷处。

2. 百会穴：在头部，前发际正中直上5寸。取穴时，两手拇指分别按住两耳尖处，两食指直上在头顶相连处取穴。

睡前做放松运动，安神助眠

睡眠不好的人，可以在睡觉前做一些放松运动，通过放松手臂、双腿等来逐渐放松全身，进而放松大脑与神经，在一定程度上可提高睡眠质量，并能不知不觉地促进身体健康。

【运动方法】

1. 两臂放松法：每晚睡前，站立在床前，双臂自然下垂，微弯曲双膝，使全身上下小幅度颤抖，两臂也随之颤抖，直至自觉全身放松为止。（图1）

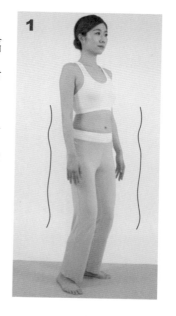

手臂下垂时，尽可能慢慢地放松全身；抖动双臂时，可以轻微地甩动并抖动，有利于快速进入放松状态。

2. 仰卧安眠法：仰卧，将双手手掌置于下腹部，左腿弯曲，脚心贴在右膝内侧。舌头顶住上腭，进行腹式呼吸，并将注意力集中在下腹部。双腿交替进行。（图2）

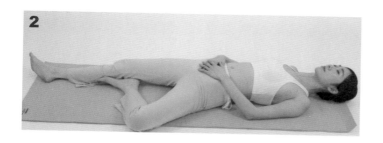

扫码领取
- 中 医 理 论
- 养 生 方 法
- 健 康 自 测
- 书 单 推 荐

肺，阴阳失调了

在中医学中，肺在五脏六腑中的地位是很高的。一是因为肺的位置最高，诸邪入侵，必先犯肺；同时肺主皮毛、卫外为固，可以保护诸脏免受外邪的侵袭，因此又被称为"娇脏""五脏六腑之华盖"。二是因为肺在人体内的作用很重要，《黄帝内经·素问》中说："肺者，相傅之官，治节出焉。""相傅"是辅助君主的意思，也就是说肺相当于一朝的宰相，一人之下，万人之上，统领着其他脏腑，使脏腑都能保持正常的生理活动，掌控呼吸及全身气、血、水的输布，这就是"治节"。

那么，肺怎样才能完成这些生理活动呢？依靠肺气。肺阴阳平衡，肺气充足，才能主持、调节全身各脏腑之气；才能正常地宣发肃降，助心推动血液的循行，通调水道以促进津液的输布和代谢，宣发卫气以发挥其温煦肌肤、保卫肌表的作用，等等。如果肺阴阳失衡了，肺气不足，容易导致肺功能失常，人体就会出现肺的相关病症。

» 自汗

中医认为，汗属于人体五液之一，是由阳气蒸化成津液所得。那么，津液又是从何而来的呢？正所谓"津血同源"，津液自然是与血液一同生化而来的。而且，中医理论中提及，气属阳，血属阴。唯有阳气与阴血都充足的情况下，汗液才能正常地开泄。阳气蒸腾阴液，使阴液透过毛孔而出，而形成汗，所以说，阴与阳哪一方面出了问题都会影响汗液的正常疏泄。

在不受外界环境因素的干扰下，汗证大致可以分为自汗与盗汗两类：其中白天醒着的时候动不动就出汗、活动的时候出汗更严重，即为自汗；如果睡时出汗，醒则汗止，则为盗汗。

证型	病机	主要症状	治疗方法
肺气不足	病后体虚，禀赋不足，或久患咳喘，耗伤肺气。肺与皮毛相表里，肺气不足之人，肌表疏松，表虚不固，腠理开泄而致自汗	汗出恶风，稍劳后汗出尤甚，或表现半身、某一局部出汗，易感冒，体倦乏力，周身酸楚，面色无华，苔薄白，脉细弱，等等	益气固表
阳虚	阳气虚弱，腠理不密所致	畏寒，倦怠，汗出感觉很冷，等等	温阳固表
阴虚火旺	阴液亏虚，虚火亢旺，阴虚则阳亢并生热化为虚火所致	自汗，五心烦热，或兼午后潮热，两颧色红，口渴，舌红少苔，脉细数，等等	滋阴降火

常喝黄芪粥，健脾益肺不气虚

《神农本草经》中将黄芪列为补气上品，善治脾气不足、脾虚引起的中气不足等，还善走肺经，可补益肺气，改善气短乏力、懒言、咳喘、胸闷、自汗、反复感冒等病症。

美食推荐——黄芪党参山药粥

◆配方：黄芪、党参各10克，山药、大米各50克，红糖少许。

◆做法：将黄芪、党参洗净，放入锅中，加水煎煮20分钟，去渣取汁。山药去皮，洗净，切块；大米淘洗干净，与山药一起放入药汁中煮成粥，加入红糖调味即可。

◆用法：早餐温服，每日1次，可分服。

调阴阳、止汗的饮食清单

1. 多吃些健脾益气的食物，比如山药、白扁豆等。
2. 多吃滋阴润肺之物，比如百合、沙参、麦冬等。
3. 多吃些补气固表之物，比如黄芪、防风、浮小麦等。

点按特效穴，补肺敛汗

经常按摩阴郄穴，有利于补阴养血，对自汗、盗汗均有一定的改善作用；而对复溜穴的按摩，则有利于补充肺气，促进气血循行。肺气不足或者不顺，心经势必也会跟着受累，故经常按摩心经上的少海穴，可改善心肾不交，促进自汗之症的缓解。

1. 在小拇指与无名指之间的延长线上，神门穴上0.5寸的地方就是阴郄穴。端坐，用食指指端按顺时针方向按揉对侧手部的阴郄穴，力度适中，至局部产生酸胀感为宜，左右手交替按摩。（图1）

2. 先找到内踝尖与跟腱之间的太溪穴，再向上量约2横指就是复溜穴。用拇指指端点按复溜穴，至穴位处感

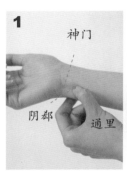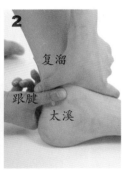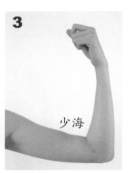

觉酸胀为宜，左右脚交替进行。（图2）

3. 屈肘，举臂，在肘内侧横纹的尽头处即为少海穴。端坐，拇指指腹轻轻点揉对侧手臂的少海穴，至局部感觉酸胀或胀痛为宜，左右手交替按摩。（图3）

》 气短

中医认为，肺主气，司呼吸，一身之气皆由肺所主。通俗来讲，肺是维持和调节全身气机正常升降出入的重要器官，其呼吸运动是维持人体生命活动的重要一环。人体气的生成、气血的运行、津液的输布代谢等，都离不开肺的呼吸运动。一旦肺部阴阳失衡，肺气容易不

足，不仅使人呼吸无力、少气懒言、身体倦怠无力、气短喘促，而且易感外邪，引发疾病。

点按胸部特效穴，肺气充盈

按摩时可重点选在胸部的肺区，其中中府穴可有效缓解咳嗽、气短等肺部症状；天突穴、膻中穴则有助于改善气短引起的胸痛、胸闷等症状。

1. 四指并拢，置于对侧的胸大肌胸骨缘，沿肋间隙向外推摩至中府穴，可两侧同时进行，反复推摩至有热感；再以两拇指长按中府穴2分钟。（图1）

2. 将按摩棒置于天突穴，并向下方点按5分钟左右，至局部有酸胀感，并放射至气管。（图2）

3. 一手的食指与中指并拢，用指腹点按膻中穴2分钟，力度适中。（图3）

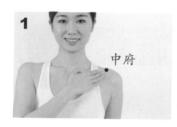
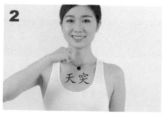
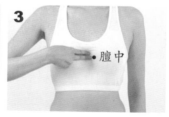

•中医理论
•养生方法
•健康自测
•书单推荐

扫码领取

脾，阴阳失调了

中医认为，脾为气血生化之源，是人体的"后天之本"。在五行中属土，为阴中之至阴。脾的生理功能主要体现在以下三个方面。

●主运化：包括运化水谷精微和运化水湿。

●主生血统血：脾运化的水谷精微是生成血液的主要物质基础，而且它还负责统摄周身血液，使之正常运行而不溢于血脉之外。

●主升清：将水谷精微等营养物质，吸收并上输于心、肺、头目，再通过心肺的作用化生气血，以营养全身，并维持人体内脏位置相对恒定。

脾的这三个功能主要依赖脾气升清和脾阳温煦的作用，脾气虚弱或脾阳虚衰都会导致脾生理功能失常，影响人体的消化吸收功能，使气血亏虚，甚至造成出血、内脏下垂等病症。

脾病常见症状及其病因病机

与脾有关的常见病症	病因病机
腹满胀痛或脘腹痛	脾气虚，运化无力；或宿食停滞；或脾胃虚寒，失其温煦，寒凝气滞；或肝气犯脾，气机郁滞等所致
食少、便溏	脾虚胃弱，或湿困脾胃，脾不升清、胃失降浊所致
身重乏力	脾气不足，或脾为湿困，不能正常运化水湿，因而水湿留滞所致
脘腹冷痛	脾阳不振，中焦虚寒，失其温煦，寒凝气滞
黄疸	脾失健运，湿浊阻滞，肝胆疏泄受碍，胆热液泄，胆汁不循常道，逆流入血，泛溢于肌肤所致
脱肛、阴挺及内脏下垂	脾虚、中气下陷，脏腑升举维系无力或不能升举所致
便血、崩漏、紫癜	脾气虚，失其统摄之权，则血不循经而外逸所致

» 身重，乏力

脾气虚，就会感觉乏力。中医认为，"脾主肌肉与四肢"。四肢肌肉所需的水谷精微物质都得依靠脾气来运输，继而保持正常的生理功能及基本活动。显然，脾气充足与否直接关系到水谷精微的运输正常与否。脾气充足，水谷精微便可输布于四肢肌肉，四肢肌肉发达，便会强健有力；若脾气不足，水谷精微不能及时输送到四肢肌肉各处，四肢便略显无力，表现为四肢提不上力气，使不上劲儿。

体内湿气重，就会感觉身体沉重，迈不开步。那怎么判断自己是不是脾虚湿重呢？判断的依据很简单：看舌苔！舌苔是附着在舌头上的一层类似苔藓的东西。一般来说，舌苔应该是薄、白，不厚、不腻的。若是没有舌苔，只是有光亮的舌面，但舌面偏红，有裂痕，可能属于阴虚。但如果是舌苔很厚、很腻，多半就是体内脾虚湿重。脾阴阳失调，脾虚了，水液运输功能失调，湿气留存在体内，不能排出体外，甚至拥堵在体内，身体功能不能正常发挥，人就会觉得累，所以这时候光休息是不够的，还应该健脾祛湿，将湿邪排出的道路疏通，尽快排出体内多余的湿气，人才会重新恢复精神饱满的状态。

多喝参枣粥，身轻有力气

党参和人参的功效近似，只是药力更缓和些，于补气方面更偏于补脾肺之气，红枣具有较强的补养作用，食用红枣可增强人体的抗病能力。两者搭配食用，对于脾气不足所引起的体虚、倦怠、乏力、食少、便溏等症有疗效，同时可提升脾运化水湿的功能，促进体内湿气排出。

五禽熊运，健脾益气

五禽戏是我国传统的健身方法，主要由五种动物动作构成，其中熊戏对脾胃养护功效极为显著。经常练习五禽戏之熊戏，有利于疏通血脉、健脾益气，改善身重、乏力等不适。

【运动开始】

1. 仰卧，两手抱着小腿。（图1）

2. 抬头，身体先向左滚着地，再向右滚着地，左右滚动各7次。（图2）

3. 屈膝深蹲在地上，两手在身旁按地，上体晃动，做7次即可。（图3）

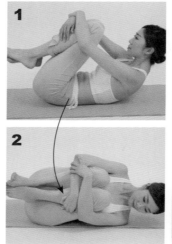
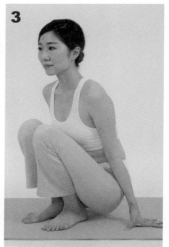

按摩中脘穴、足三里穴、太白穴、脾俞穴，健脾更除湿

中脘穴是任脉上的重要穴位，可健脾和胃、补中益气。足三里穴是强健脾胃的要穴，对改善脾胃功能效果显著。太白穴是脾经上的原穴，按摩此穴能健脾、补脾，对改善脾虚证十分有效。脾俞穴是脾的背俞穴，能治疗脾胃虚弱所致的诸症。如果你有身体沉重、乏力等脾虚症状，就可以通过按摩这四个穴位来改善。

1. 中脘穴位于人体上腹部，前正中线上，脐中上4寸。取穴时，胸骨下端和肚脐连接线中点处即是。（图4）整个手掌张开，置于腹部的中脘穴，并按顺时针方向按揉，至感觉温热为宜。

2. 足三里穴位于小腿外侧，犊鼻下3寸，距胫骨前嵴外1横指处。取穴时，四个手指并拢，将食指放在外膝眼处，小指对应的地方即是。（图5）用按摩棒点按足三里穴，每次点按5～10分钟，按压力度以有酸胀、发热感为宜。

3. 正坐，平放足底，足内侧缘，当足大趾本节（第1跖骨关节）后下方赤白肉际凹陷处即是太白穴。（图6）用食指指腹按揉两脚的太白穴，每次按揉3～5分钟，以穴位处微微感到胀痛为度。

4. 脾俞穴在背部，第11胸椎棘突下，脊中（督脉）左右旁开2指宽（约1.5寸）处。取穴时，先取肚脐对应的第2腰椎，向上再数3个椎体即是第11胸椎棘突，其下旁开2指即是。（图7）用拇指指腹按压脾俞穴，并逐渐增加力度，每次2～3分钟，以局部有酸痛感为佳。

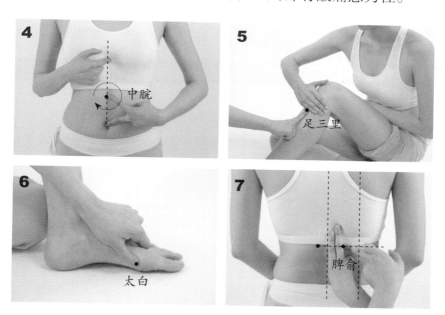

肾，阴阳失调了

中医认为，肾为"先天之本"，主藏精，主生长、发育、生殖，主水液代谢，主纳气，主一身之阴阳。

● 肾阴，又称元阴、真阴、真水，为人体阴液的根本，对机体各脏腑组织起着滋养、濡润作用。

● 肾阳，又称元阳、真阳、真火，为人体阳气的根本，对机体各脏腑组织起着推动、温煦作用。

从阴阳属性来说，精属阴，气属阳，所以有时也称肾精为"肾阴"，肾气为"肾阳"。肾阴及肾阳为脏腑阴阳之本，如果肾的阴阳失调了，就会影响其他脏腑的生理功能，而人体也就会出现一系列的病症。

肾病常见症状及其病因病机

与肾有关的常见病症	病因病机
阳痿、滑精、早泄、遗精	肾阳虚衰，命门之火不足；或肾气虚损，精关不固，失其封藏固摄之权；或肾阴虚，相火妄动所致
腰膝酸软	腰为肾之府，肾主骨。肾阳虚、肾精不充，则不能温煦；或肾阴亏虚，不能滋润濡养筋脉所致
气喘	肺主呼吸，肾主纳气。肾气虚损，失其摄纳之权，气浮于上，不能纳气归元所致
耳鸣、耳聋	肾开窍于耳，肾精可生髓充脑，脑为髓之海，肾阴虚、肾精不充，髓海空虚所致
骨蒸潮热	肾阴不足则肺阴虚损，肺肾阴虚，阴不制阳，则虚热内生
虚烦失眠、健忘	肾阴不足，心肾不交，则虚烦而难寐；肾精亏虚，髓海不充，轻则记忆力减退，重则健忘
小便不利、尿闭、水肿	多由肾阳虚损，气化失司，关门不利，水液不能蒸化或下输所致

》 遗精

遗精是指在没有发生性生活时所产生的一种精液不自觉溢出的病态表现，它是青春期之后出现的特殊生理现象，它的出现往往意味着一个男人的成熟。遗精本是正常的生理现象，但有些情况则是肾虚的表现，怎么判断呢？我们可以通过以下几点来判断：

● 不因性生活而精液频繁遗泄，每周2次以上。

● 在睡中有梦或者无梦而遗精。

● 有少量精液随尿而外流，甚者可在清醒时自行流出。

中医认为，肾藏精。人体精液本来是封固于肾脏之内而不会轻易外泄的，但若生活中心神太过劳损、纵欲过度、酗酒无度等，就会使肾精亏耗，致使肾阴虚而阳亢、肾火偏亢或旺盛，从而扰乱精室而不易封藏，肾气也会失去固摄，最终导致精液滑泄。

熟地黄入菜肴，补血益精

熟地黄具有滋阴养血、益肾生精的功效，适用于阴虚、血少、精亏之症。临床上，经常用熟地黄来治疗肝肾阴虚导致的腰膝酸软、头晕目眩、气短喘促、心慌心悸、潮热盗汗、遗精劳损等症。

美食推荐——熟地黄牛肉汤

◆配方：熟地黄30克，当归15克，红枣10颗，牛肉500克，姜、盐各适量。

◆做法：将牛肉洗净、切块，入沸水氽烫；姜拍松。配方中所有材料一起倒入砂锅中，加入适量清水，大火煮沸后改用小火慢炖2小时左右，即可。

◆用法：不拘时，随意服用，于晚上睡觉前趁热喝一碗效果更好。

◆功效：补血益精，改善遗精症状。

固精止遗运动法

一套简单的固精止遗运动法，搭配上合理的呼吸，在壮阳益肾、填养肾精方面颇有效用，并有利于提高机体的性功能，对于肾阳不足所致的阳痿、早泄、遗精、性功能衰退等病症均有辅助治疗效果。

【运动方法】

1. 正坐，两腿向前伸直并拢，脚尖朝上，两臂屈肘，两手握拳置于两胁，两肘尽量背伸，两前臂紧贴胁下。（图1）

2. 两拳松开，手臂上举，沿前胸、头侧向上托举，至肘伸直，掌心朝前，指尖朝上，眼睛看向前方，同时收腹提肛。（图2）

3. 低头弯腰前俯，两手自然下落，手指尽量握住脚趾，两膝不能弯曲。（图3）

如此反复练习20～30次，早晚各练1遍，配合呼吸效果最佳。

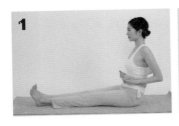 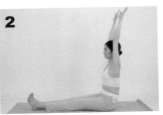 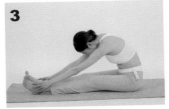

按摩补肾大穴，快速止遗

通过长期的按摩治疗可改善遗精、阳痿等病症。阴交穴可固肾培元、调经止遗，主要用于男性遗精；关元、中极与三阴交穴搭配按摩，可补气益肾，有效地提高男性的精力与活力，对遗精等症有一定功效；涌泉穴是肾经的首穴，是肾经之气发源之所，有益精补肾、滋养五脏的作用；肾俞穴可固肾、理气、升阳，对遗精、阳痿、早泄等性功能衰退问题有极大的改善作用。

1. 胫骨内侧缘后际，内踝尖上3寸即为三阴交穴。（图4）拇指指端一紧一松用力按压三阴交穴，再配以按揉动作，至产生酸胀感为宜，并放射至膝盖和足跟即可。

2. 关元穴位于前正中线上，从肚脐向下量取4横指即是。（图5）食指、中指并拢，用指腹按揉关元穴，每次2～3分钟。

3. 涌泉穴位于足底部，屈足卷趾时足心最凹陷中；约当足底第2、3趾蹼缘与足跟连线的前1/3与后2/3交点凹陷中。（图6）四指并拢，用力且快速地摩擦涌泉穴，至脚心发热为宜。

4. 在下腹部，前正中线上，肚脐向下4寸即为中极穴。（图7）自然站立，并用力按揉中极穴2分钟，至局部感觉酸胀为宜。

5. 肾俞穴在背部，第2腰椎棘突下，后正中线旁开1.5寸处。取穴时先取肚脐对应的第2腰椎，再向旁边量取2横指即是肾俞穴。（图8）用按摩工具或拇指指腹重力按揉肾俞穴，至局部产生酸胀感为宜。

6. 阴交穴在下腹部，脐中下1寸，前正中线上。（图9）双手拇指交替点按阴交穴，至局部产生酸胀感为宜。

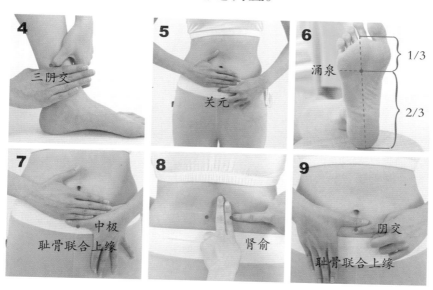

胃，阴阳失调了

　　胃与脾同居中土，与脾相表里，中医把脾胃合称为"后天之本"。但胃为燥土，属阳；脾为湿土，属阴。胃的生理功能主要是受纳与腐熟水谷，且必须和脾的运化功能相配合，才能顺利完成。

　　而胃要完成受纳、腐熟功能，不仅取决于胃气的通降、胃阳的蒸化，更需胃液的濡润。如果胃气不降，胃阳虚衰或胃阴虚，不仅直接导致中焦不和，影响六腑的功能，甚至还会影响全身的气机升降，阴阳失调，从而出现各种病理变化。

胃病常见症状及其病因病机

与胃有关的常见病症	病因病机
嗳气、呃逆、恶心、呕吐	多由胃失和降，胃气上逆所致
口臭，舌苔黄厚	外邪凝滞，肺胃郁热上攻，或者胃火炽盛，浊气就会上逆，熏蒸口舌所致
胃脘胀痛	多由情志抑郁，或宿食停滞，导致胃气郁滞，和降失职，气机阻塞不通，不通则痛
消谷善饥	多由胃热炽盛，腐熟功能亢进，水谷消化加速所致
胃脘嘈杂	多由胃热（火），或胃阴亏损，虚热内生，胃腑失和所致
纳呆食少	多由胃气虚弱，腐熟功能减退，和降失职；或脾胃虚寒、脾胃郁热、胃阴虚所致
便秘	胃热炽盛致燥热内结、胃失和降、胃阴虚所致

鼠扫码领取
- 中医理论
- 养生方法
- 健康自测
- 书单推荐

» 口臭，牙龈肿痛

中医认为，人口内的津液与人体的五脏六腑是相通的，口臭的发生多与内脏有火有关，尤其是胃火过盛。朱丹溪就曾在《局方发挥》中指出，口臭是由"脾胃蕴热"所致。胃腑积热，胃气就会郁积在胃内，出现消化不良或饮食停滞，引起浊气上逆，口臭也就发生了。

胃与肠相连，胃热炽盛，下传大肠，会导致大肠热盛而津液亏虚，所以往往口臭之人会伴有便秘或大便燥结难下的症状，而足阳明胃经正好经过上齿龈，手阳明大肠经正巧路过下齿龈，也就是说，一旦胃火旺盛，就会循经上炎，继而引起牙龈肿痛、牙龈出血等症状。

荷叶煮成粥，速降胃火清口气

荷叶气味清香，与知母、佩兰等配伍入药，善清夏季之暑热，有利于改善中暑、胸闷头胀、口渴、小便短赤之症。荷叶还可速降胃火、清热毒，积极地改善难闻的口气。

美食推荐——知母荷叶粥

◆配方：知母10克，新鲜荷叶1张，大米50克，白糖适量。

◆做法：将知母洗净，荷叶洗净后切条；将荷叶条、知母一起放入砂锅中，加水煎煮，滤渣取汁；大米洗净，放入锅中，加入水熬煮成粥，再加入药汁，煮沸，调入白糖拌匀即可。

◆用法：空腹温服，每日1次。

◆功效：本品具有清热解暑、清香口气、保护牙齿之效，是胃火上亢型的口臭及牙痛者的福音。

调阴阳、除口气饮食清单

1. 食物含有的纤维有利于调节体内的消化系统，促进消化，同时还能清理口腔，因此要多吃些含有丰富纤维素的蔬菜和水果。
2. 要多吃些清淡的食物，保持大便通畅，而且还要多饮用清水以消除口腔的食物残渣。
3. 多吃些清胃火的食物，比如柚子、金橘、苹果，可健脾和胃，清新口气。
4. 一些甜食对于口臭不利，尤其是甜食造成的口腔残渣更容易诱发口臭，因此要少吃或尽量不吃。

咽津去火操，清胃火除口气

这套操有利于清除胃火，改善胃部不适，以及齿痛、口臭等问题。此套操清晨、午休、睡前都可做，多做效果更佳。

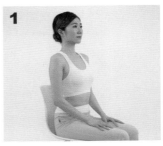

【运动方法】

1. 上身自然挺直，安稳地坐于凳子上，两腿分开如肩宽，两手轻放于大腿上，嘴唇微合，全身放松，摒除杂念。（图1）

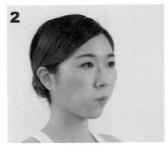

2. 自然呼吸，思想集中在口腔处。先用舌搅动口齿，一般是围绕上下牙齿运转，先左后右，先上后下，依次轻轻搅动各36次，用力要柔和自然。（图2）

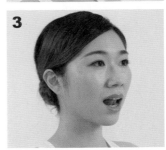

3. 用舌尖顶住上腭部1～2分钟，促使腮腺、舌下腺分泌唾液，待口中唾液满时，鼓腮含漱36次。漱津后，将口中津液分3小口咽下，咽时注意力由口腔转移到丹田。（图3）

按摩降火和胃穴，口腔更健康

合谷穴为大肠经原穴，有清热止痛的功效。内庭穴是胃经的荥穴（经气流行的部位），是胃火的克星，按摩此穴可清泻胃火、理气止痛，治疗口臭、牙痛、咽喉肿痛、鼻出血、胃酸、腹胀、泄泻、便秘等各种由胃火引起的上火症状。中脘穴是胃的募穴，有健脾益气、和胃降逆的作用，可以有效地减轻口臭。膈俞穴靠近胸膈，具有利气、开胸膈的作用，可治胃气上逆引起的呃逆，减轻口臭。

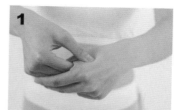

1. 拇指、食指张开，以其中一只手的大拇指指骨关节横纹，放在另一只手的虎口上，当拇指尖下即为合谷穴。用拇指指端分别按揉两手上的合谷穴各3分钟，以局部产生酸胀感为宜。（图1）

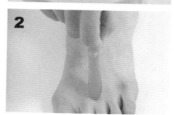

2. 当第2、3趾趾缝间的纹头处即为内庭穴。用按摩棒点按内庭穴3分钟左右，至局部感觉酸胀为宜。（图2）

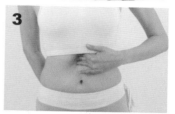

3. 人体上腹部，前正中线上，脐中上4寸处即为中脘穴。用三指指腹重力按揉中脘穴，至局部皮肤感觉温热为宜。（图3）

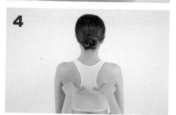

4. 人体的背部，当第7胸椎棘突下，左右旁开1.5寸处即为膈俞穴。双手拇指指腹同时按揉被按摩者两侧的膈俞穴，适当用力，每次揉按2～3分钟。（图4）

肝，阴阳失调了

中医认为，肝脏主藏血，主疏泄。肝藏血不仅可以濡养肝脏本身，以制约肝阳，以防肝疏泄太过，还可以濡养人体的脏腑、筋脉，充盈指甲发肤，开六窍、明双目，亦为女子经血之源，故肝有"血之府库"之称。

肝主疏泄，即肝脏有疏通、畅达全身气机的作用，包括促进精血津液运行输布、脾胃之气的升降、胆汁的分泌排泄，调节生殖功能，调畅精神情志。疏泄即为"疏通""条达""顺畅"之意，在正常生理状态下，肝气具有疏通、畅达的特性。肝气疏泄正常，才能畅通全身气机，推动血和津液运行，疏泄胆汁，促进脾胃的消化吸收和输布，调节精神情志和生殖机能，使身体保持健康无病的状态。

肝病常见症状及其病因病机

与肝有关的常见病症	病因病机
眩晕	多由肝阳上亢或肝火上炎，上扰清窍所致；抑或肝肾阴虚或气血亏虚，清窍失于濡养所致
目花	多由肝阴肝血不足，不能上荣于目，目失肝血所养而致
耳鸣	多为情志抑郁，肝郁气滞，郁久则化火生热或火怒伤肝，肝胆之火亢进，上扰清窍所致
头痛	肝阳上扰，或气血亏虚，或气滞血瘀，或气郁化火上升于头部所致
乳房、两胁胀痛	多由肝郁气滞，气机阻塞，或痰气交阻，或气血互结，以致经气不利，脉络不通
四肢麻木	多由肝血不足，不能滋养经脉肌肤，或由于风痰流窜经脉，络脉气血不和所致
急躁易怒	肝为刚脏，主升主动，若肝郁气滞，气郁而化火，肝火亢盛，则可致性情急躁、易怒

》 头痛

很多人的头痛、血压高等症状，其实都是肝阳上亢引起的。《黄帝内经》认为，"怒伤肝""喜伤心""思伤脾""忧伤肺""恐伤肾"。情志刺激对脏腑功能影响很大，肝火郁结，则急躁易怒；风阳升动，上扰清窍，则头晕目眩，连脾气都变得火爆起来了。

肝阳上亢只是头痛的原因之一，肝血虚、肝气滞血瘀等也会导致头痛。

证型	病机	主要症状	治疗方法
肝阳上亢	肝失条达，气郁化火，阳亢风动所致	头昏胀痛，两侧为重，心烦易怒，夜寐不宁，口苦面红，或兼胁痛，舌红苔黄	平肝潜阳，息风止痛
肝血虚	肝藏血不足，不能上荣头面，使窍络失养所致	头痛绵绵，或眉尖至头角抽痛，两目畏光，午后更甚，头昏眼花，心慌，神疲乏力，面色苍白，心悸少寐	补血养血，和络止痛
肝气郁滞	肝失条达，气机郁滞，亦可因气郁不能运血而致血液瘀阻	头窜痛，或如锥刺，痛处固定不移，日轻夜重，经久不愈，或头部有外伤史，舌紫或有瘀斑、瘀点等	疏肝解郁，活血祛瘀，通络止痛

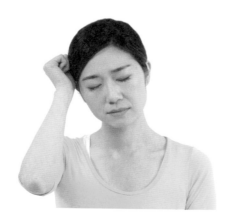

扫码领取

- 中 医 理 论
- 养 生 方 法
- 健 康 自 测
- 书 单 推 荐

天麻入膳食，平肝阳不头痛

天麻具有明显的息风平肝之效，可以有效地治疗头痛、眩晕、头胀、偏头痛、眼目昏花、起坐不能等不适，甚至可以积极地治疗痰多、胸闷等病症。临床上常与钩藤、石决明等药配伍，辅助治疗肝阳上亢引起的眩晕；与半夏、白术、茯苓等搭配入药，则可辅助治疗风痰引起的眩晕之症。

美食推荐——天麻杜仲饮

◆配方：天麻20克，杜仲、牛膝各10克。

◆做法：将以上3味药一起放入砂锅中，加入适量清水，大火煮沸后转小火煎煮20分钟，去渣取汁即可。

◆用法：每日1剂，代茶饮。

◆功效：平肝息风，清热活血。对肝阳偏亢所致的头痛有效。

美食推荐——天麻粥

◆配方：天麻3克，大米100克，白糖适量。

◆做法：将天麻洗净，晾干后研磨成细粉末；大米淘洗干净，放入锅中，加入适量清水，大火煮沸后改用小火煮粥，待粥将熟时加入天麻粉、白糖，搅匀后煮沸即可。

◆用法：温服，每日1次

◆功效：平肝潜阳，息风止痛。

扫码领取
· 中医理论
· 养生方法
· 健康自测
· 书单推荐

按摩止痛穴，清降肝火

通过按摩头部诸多穴位，可疏通经络，使头痛症状减轻或消失。其中，百会穴是百脉之会、百病所主，对头痛症状颇有疗效；风池穴是改善头部疾病的大穴；太阳穴有利于消除脑部充血带来的头痛症状；头维穴有利于消除疲劳引起的头痛不适。另外，手部的合谷穴也是止痛大穴，对头部疼痛也有辅助疗效。足部的太冲穴也可对头痛起到一定的舒缓作用。

1. 百会穴在头部，前发际正中直上5寸。取穴时，正坐，两手拇指分别按住两耳尖处，两食指直上在头顶相连处取穴。用按摩棒垂直点按百会穴，用力稍重些，至局部感觉酸胀为宜。（图1）

2. 风池穴在人体颈后区枕骨之下，胸锁乳突肌上端与斜方肌上端之间的凹陷中。取穴时，双手掌心贴住耳朵，十指自然张开抱头，拇指往上推，在脖子与发际的交接线各有一个凹处即是。用双手拇指指腹按揉风池穴，力度稍重，先顺时针再逆时针反复按揉，至局部产生温热感为宜。（图2）

3. 太阳穴位于头部侧面，眉梢和外眼角中间向后1横指凹陷中。用两手拇指指腹分别着力于两侧的太阳穴，轻而和缓地揉动，力度适中，至局部产生酸胀感为宜。（图3）

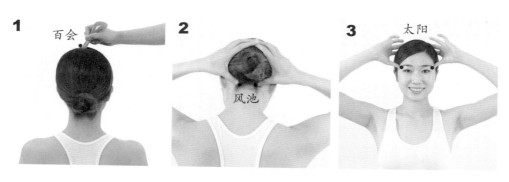

4. 头维穴在头部，额角发际上0.5寸，头正中线旁开4.5寸处。取穴时，从额角发际线上量半横指（半个拇指宽度为0.5寸）即是。食指与中指并拢，用力按揉两侧的头维穴，先顺时针再逆时针按揉，至局部产生温热或酸胀感为宜。（图4）

5. 合谷穴位于手背面第1掌骨和第2掌骨之间。取穴时，拇指、食指张开，其中一只手的大拇指指骨关节横纹，放在另一只手的虎口上，拇指尖下即为该穴。一手拇指指腹用力按揉另一手的合谷穴，可顺时针按揉，也可逆时针按揉，至局部产生酸胀感为宜。（图5）

6. 太冲穴位于足背，第1、2跖骨连接处前方凹陷中。取穴时，用手指沿第1和第2脚趾之间的缝隙向上移动，以感觉到动脉跳动处即是。用拇指指腹揉捻太冲穴，力度适中，至局部产生酸胀感为宜，左右脚交替揉捻。（图6）

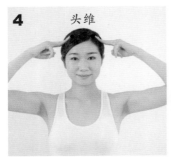
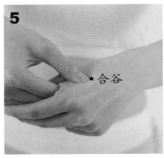
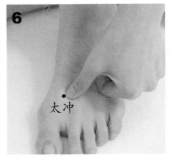

TIPS

由肝阳上亢引起头疼的患者，需要注意以下几点。

首先，在治疗上主要选择中药来进行治疗，常用的方剂就是镇肝熄风汤，还有龙胆泻肝汤。

其次，平时需要保持心情舒畅，避免过度神志波动，适当参加社交活动来舒缓压力。

最后，在饮食上要忌辛辣、肥甘厚味，要忌烟酒，不饮浓茶、咖啡，多食清淡之品，多吃富含维生素的水果。

第四章

动静结合调阴阳

换种方式站着，阴阳平衡促健康

人的脚上有6条重要的经络通过，通过站立姿势的锻炼，虚弱的经络会感到酸痛，经络对应的脏腑和它循行的部位也就相应得到了调节。简单的一个站立动作，就可以锻炼到身体重要的6条经络，促进阴阳平衡；使意念集中，将人体的气血引向足底，对于足寒的症状作用明显，还可以迅速地增强人体的免疫力。随着站立时间的延长，睡眠质量大大提高，头脑清楚了，记忆力也明显增强了。

» 站桩，调和阴阳保健康

站桩，就是在顺应大自然的规律，调节着我们自己的身体。站桩看似很简单，却具有一定的诀窍。吸气的时候，需要提肛，脚趾抓地，舌头抵住上腭；呼气时，全身放松，将意念集中到肚脐下3寸处，让所有的精华之气沉入此处。站桩的这套呼吸配合，其实就是让体内的清气上升、浊气下降，继而调理全身的气机，使得机体内阴阳达到平衡状态。

【运动方法】

1. 屈膝开步，两脚间距与肩同宽，放松。

2. 劲起于两脚，两手掌向上抬起，手掌心朝下。待两手掌与肩同高时再向下沉肘带腕，边向下沉，边回收两手掌至腹前，掌指向前，掌心向下。两手掌向上抬时吸气，向下沉时呼气，如此反复。

3. 还原到自然站立姿势，调整呼吸。

扫码领取

• 中医理论
• 养生方法
• 健康自测
• 书单推荐

【功效】

调节身体阴阳平衡，调理全身气机。

》 金鸡独立，养护肾阳补虚损

不少人在运动时都喜欢做金鸡独立的动作，锻炼身体的平衡性与对抗性是一方面，更多的是为了养生保健，这个动作尤其可养肾护肾。

中医认为，人体的脚有6条重要的经络通过，金鸡独立首先锻炼了脚，这6条经络对应的脏腑与循行部位必然会得到相应的刺激，尤其是肾及肾经。因为肾与肾经主下肢气血循行，经常练习金鸡独立，注意力全部集中于脚底，气血便会向下流注，这时肾经上的垃圾会被带走，同时营养会被引入，气血循行变得顺畅，这在一定程度上将会起到调和阴阳、强肾补虚之功效。

【运动方法】

两眼微闭，两手自然放在身体两侧，任意抬起一只脚。没有时间限制，能站立多久就站立多久。

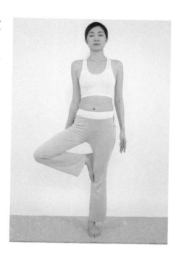

【功效】

金鸡独立可以很好地引血下行、引气归元，从而将气血归于肝经上的太冲穴、肾经上的涌泉穴、脾经上的太白穴等，使肝、脾、肾的阴阳调和，恢复正常的生理功能。

【注意事项】

1. 运动中途千万别睁开眼睛，若睁开眼睛，身体会因失去平衡而站不稳。刚开始练习时身体难免会摇晃，多练习几次就能站稳了。

2. 重心下沉至支撑脚，双手自然下垂，全身放松。

正确呼吸，静养阴阳

呼吸是人的一种正常的生理现象，同时又是重要的养生之道。但很多人的呼吸太短促，往往在吸入的新鲜空气尚未深入肺叶下端时，便匆匆地呼气了，这样等于没有吸收到新鲜空气中的有益成分。尤其是长期坐办公室的人，由于呼吸不到位，经常出现头晕、乏力、嗜睡等办公室综合征，阴阳失衡也就在所难免。这里教给大家两种简单的呼吸法，对调节体内阴阳平衡很有帮助。

» 腹式呼吸，调阴阳、排垃圾

腹式呼吸能够促进我们身体内的血液流通，顺利地将我们体内的垃圾排出，在一呼一吸之间，相当于给肠胃做了按摩，能够更好地调理脾胃，促进阴阳平衡，帮助身体保持健康。

【运动方法】

1. 仰卧，双膝弯曲，双手置于肚脐处，令小腹收回，同时用脚尖支撑，抬起臀部，呼气，小腹瘪；放下臀部，吸气，小腹鼓。（图1、2）

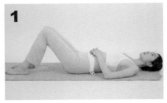 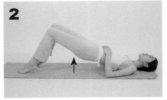

2. 平躺，双手放在枕部，双膝弯曲。下半身往左侧倾倒，呼气，小腹瘪；还原，吸气，小腹鼓。下半身往右侧倾斜，呼气，小腹瘪；还原，吸气，小腹鼓。（图3、4、5、6）

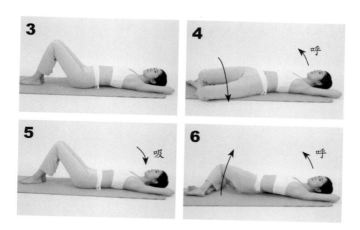

3. 平躺，深吸一口气，小腹慢慢鼓起，屏住呼吸直至坚持不住，再慢慢呼气，小腹慢慢恢复平缓。（图7）

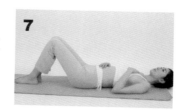

【注意事项】

1. 呼吸要深长而缓慢，用鼻吸气，用口呼气，呼吸过程中如有口津溢出，可徐徐下咽。

2. 一呼一吸掌握在15秒左右，即深吸气3～5秒，屏息1秒，然后慢呼气3～5秒，屏息1秒。

3. 每次操作5～15分钟，做30分钟最好。

TIPS

　　腹式呼吸法可分为顺呼吸和逆呼吸两种，顺呼吸即吸气时轻轻扩张腹肌，在感觉舒服的前提下，尽量吸得越深越好，呼气时再将腹肌收缩。逆呼吸与顺呼吸相反，即吸气时轻轻收缩腹肌，呼气时再将腹肌放松。呼吸在这种方式下会变得轻缓，只占用肺容量的一半左右。

　　逆呼吸与顺呼吸的细微差别：呼吸只涉及下腹部肌肉，即紧靠肚脐下方的耻骨区。吸气时轻轻收缩这一部位的肌肉，呼气时放松。

» 调节阴阳还可以试试慢呼吸

岐伯教黄帝通过慢呼吸的方法来养气。通过慢呼吸，使我们的新陈代谢速度变慢，就像乌龟在慢慢地爬行，虽然慢，但长寿。所以，我们通过极低的代谢呼吸，可以让阴阳在无形中变得平衡，并让生命及健康都步入慢节奏的状态中，达到强身健体、延年益寿的功效。

【运动方法】

1. 静坐，左手手指按住右边的鼻孔，只用左边的鼻孔吸气。（图8）

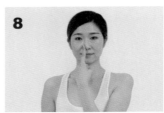

2. 闭上眼睛，慢慢地吸气，想象我们吸入的空气是有颜色的。若是想释放压力，就想象我们吸入的是绿色、蓝色的空气；若想让心情欢快明朗起来，可以想象一下我们吸入的空气是橙色、黄色或紫色的。（图9）

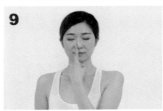

3. 当我们感觉肺部空气已经饱和，屏住呼吸，用右手手指按住左边的鼻孔。想象身体内所有污气都集中在鼻孔内，随着呼气顺利地排出体外。（图10）

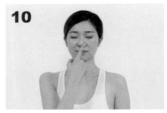

4. 坚持1分钟静呼吸后，可以平躺，将双手放在身体两侧，保持缓慢均匀呼吸。（图11）

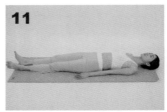

5. 将双手手臂慢慢举起，手臂贴着双耳，手尽量向上伸，坚持10秒左右。（图12）

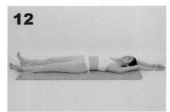

五脏导引法

运动使人健康，但是锻炼不能局限于身体肌肉，还应该锻炼我们的五脏。经常且合理地锻炼五脏，气血自然就会集中到五脏之中，五脏的气血也就会很充足，经络畅通，五脏的阴阳也就能保持均衡，身体就会更健康一些。

» 明目养肝法

肝开窍于目，眼主要与肝有关。此法疏理肝气和肝经，在此基础上，有利于调节肝脏的阴阳平衡，因肝胆相照，因此此法对胆壁粗糙、胆囊炎、胆结石、胆囊肿等均有效。另外，上下眼皮属脾，内外眼角属心，白眼珠属肺，瞳孔外的黑眼珠属肝，瞳孔属肾。故眼睛与五脏皆通，经常做明目养肝动作，还能安五脏。

【运动方法】

轻闭双目，双手半握拳（食指、中指能碰到大鱼际），拇指按于太阳穴，用食指关节轮刮上下眼眶，共做36次；然后双手移开，转动眼球，顺时针18圈，逆时针18圈即可。（图1、2、3、4）

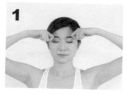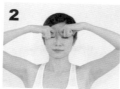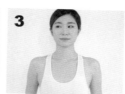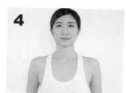

【注意事项】

1. 刮眼眶不是简单的刮眼皮，轮刮上下眼眶的速度也不宜太快。
2. 眼底出血、视网膜脱落者只需轮刮眼眶，不用转动眼球。

≫ 运舌养心法

舌为心之苗，心主神明。因此，经常做这套运舌养心运动，有利于调节舌头的灵活度，进而疏通心经，调节心脏阴阳平衡。

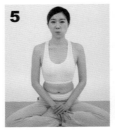 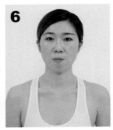

【运动方法】

安静下来，以舌尖擦外牙龈36次，等口内唾液满了，分3次咽下，第一口咽入上焦（心肺），第二口咽入中焦（脾胃），第三口咽入下焦（肝肾），然后轻咬舌尖6次，待虚火外出即可。（图5、6）

【注意事项】

不要忘记最后要轻咬舌尖，力度可自行把握，不痛即可。

≫ 摩腹健脾法

腹为脾之大主，也是人之大主，还是人体最大的反射区。摩腹可调节五脏六腑的阴阳平衡，对头晕、四肢乏力、饭后易困、胃炎、胃溃疡、子宫下垂、肛门脱垂、小肠疝气，以及下肢肿痛等有效。

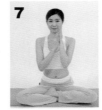 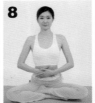 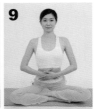

【运动方法】

双手掌心搓热，两手相叠，用手心暖肚脐1分钟左右，然后绕肚脐做顺时针和逆时针旋转摩擦，顺逆各1圈为1次，一共做36次即可。（图7、8、9）

【注意事项】

1. 搞清楚顺时针与逆时针的方向。

2. 先搓热双手，再暖和肚脐。双手绕肚脐周围做顺逆时针旋转时，力度一定要适中，既要做到有渗透性，还得让自己感觉舒服。

≫ 搓鼻润肺法

肺主气，司呼吸，上开窍于鼻，为五脏中外邪入侵的第一道门户。经常这样做，有利于调节肺脏的阴阳平衡，缓解哮喘、肺气肿、肺炎、肺心病等病症，同时能够对鼻腔起到保护作用，积极地改善过敏性鼻炎、鼻窦炎、额窦炎、感冒等症。

【运动方法】

双手空握拳，以双手拇指关节从印堂穴沿鼻梁两侧向下打圈，搓至鼻唇沟处，共做36次，然后用双手拇指关节稍用力搓擦鼻翼两侧，自上而下。（图10、11、12、13）

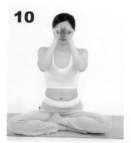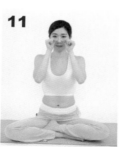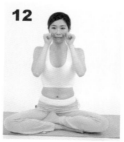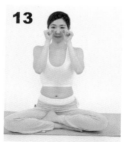

【注意事项】

不是用手心搓鼻孔，而是用拇指关节搓擦鼻梁两侧。双拇指关节从印堂穴沿鼻梁两侧是打着圈搓下来的，不能直接揉下来或刮下来。

久坐族养阳动起来

　　走进办公室，大部分员工都是对着电脑，久坐一天。对着电脑本就很伤肝，若再长时间坐着，不起来活动，极易导致气血瘀滞，进而使人体出现多种不适。所以，当我们坐着超过1小时，就应当起来活动活动身体，以促进气血循行，改善阴阳失衡，远离疾病与身体不适。这里给大家介绍两种简单有效的保健操，每天只需几分钟，对改善气血、调和阴阳大有帮助。

》 上班时的简易操，促进气血循行

　　适合上班做的简易运动肯定是相对简单的，还得不受时间与场地的限制。下面这套简易操就特别适合久坐后，放松一下。当然，时间不充分的话，也可以选择其中的一两个动作来练习，均可以疏通经络、舒筋松骨，改善久坐工作者的气血循行，调和阴阳失衡状态，缓解疲劳，促进身体健康。

【 运动方法 】

　　1. 掌心贴着面庞，从下至上轻轻地推揉面部，从嘴角开始，经过鼻翼、颧骨、太阳穴，直达耳尖。（图1、2、3）

　　2. 手指分开，微微弯曲，放在头部两侧，用指尖自上而下擦拭，经过头顶、额头、枕部直到颈部。（图4）

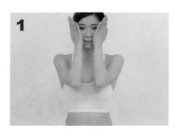 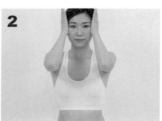 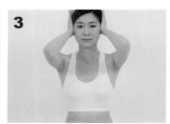

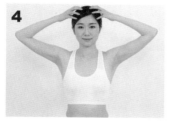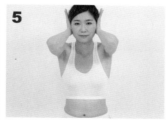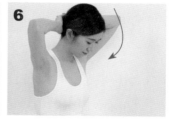

3. 手掌捂住耳朵，用力挤压，迅速张开手掌，至耳道产生振动即可。（图5）

4. 双手十指交叉，置于后脑勺处，头微微低下，尽量贴向前胸，保持10秒钟左右即可。（图6）

【功效】

缓解疲劳不适，调理身体阴阳平衡，促进身体健康。

» 车内健身操，调阴阳不疲劳

生活中，上班需要坐着，开车同样需要坐着，这样一来，极容易导致阴阳失调。与其堵车时憋闷得难受，不妨做一些简易操来锻炼身体，长期坚持练习，有利于改善气血循行，从而确保阴阳平衡，健康也能得到保障。

【运动方法】

1. 手臂抬起放在脑后，左手抓住右手臂，右手抓住左手臂，尽量向后拉伸，低头向下，深呼吸，坚持10秒后恢复正常坐姿。

2. 坐在车座位三分之一处，使得身体与车座留有较大的空间，后背尽量后仰，同时双手抓住车座位后背，用力向前推出胸部。

3. 保持坐姿，上身尽量挺直，垂肩坠肘，右手放在方向盘上，左手后伸至椅背，用腰部力量转动腰部。再反方向做一遍相同动作。

阴阳失调，常做阴阳平衡操

阴阳失调有损健康，阴阳平衡才能保健康。下面这套阴阳平衡操能刺激全身经络，调整身体阴阳平衡，甚至可以提前预防阴阳失衡的产生。

【运动方法】

1. 端坐，全身心放松，屈膝，脚心相对。（图1）

2. 手抓脚尖，将脚后跟尽力拉向会阴处，挺直脊柱。（图2）

3. 调整呼吸，呼气时，以腰为重心，身体慢慢下弯，上半身尽可能地贴向地面，同时手肘部贴近膝盖窝，尽可能地将两膝盖压向地面；吸气时，则以腰为重心，让身体慢慢地离开地面，抬起上身，直起脊柱。身体下弯与抬起的过程中保持自然呼吸20秒左右。（图3）

4. 改为跪坐，跟着呼吸的节奏，将身体后仰，腹部收紧，大腿的肌肉与臀部都保持紧绷状态，坚持20秒，复原。（图4）

5. 调整呼吸，呼气时右手放在右脚脚跟上，手掌朝下，手指朝后。换另一只手做相同动作。吸气时双手朝着脚掌方向用力，

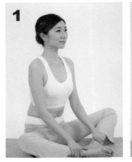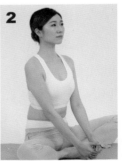

并向前推出胸部，保证骨盆与地面垂直，坚持20秒左右。（图5）

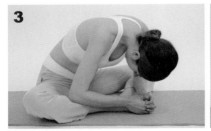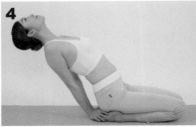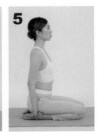

"吹、嘘"字发声法助平衡

》 "吹"字发声法

当嘴里发出"吹"字音时，五趾抓地，足跟着力，肾经之气从足心涌泉穴上升，有利于保证肾气充盈，促进气血循行，达到补肾、养肾之功效。另外，肾为寒水之经，节令属冬，而"吹"字发声法有利于祛寒，可固肾益精，调节肾之阴阳。

【运动方法】

1. 自然站立，两脚自然分开与肩同宽，两膝微屈，头正直，收腹，腰背挺直，手臂自然下垂，双肘微屈，两手掌轻轻地靠在大腿外侧，全身放松，两眼直视前方。（图1）

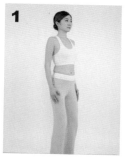
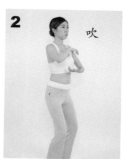

2. 深深吸气，再慢慢呼气，同时嘴里发出"吹"字音，足五趾用力抓地，脚心空起，两臂从体侧缓缓上抬，向前划弧经过身体前抬至前胸锁骨处，两臂呈抱球状，两手心相对。（图2）

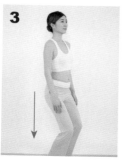
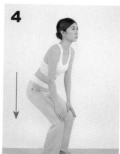
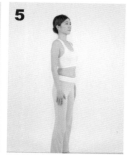

3. 双膝弯曲，身体慢慢下蹲，上身依然保持挺直，两臂自然下落，两手落在膝盖上。（图3、4）

4.慢慢吸气，同时慢慢站起，两臂自然下垂于身体两侧。（图5）

》 "嘘"字发声法

"嘘"字发声法也是补气六字诀之一，口型为上下唇微合，产生横向紧绷的感觉，舌尖向前并向内微缩，上下齿有微小细缝。中医认为，"嘘"字发声法对应肝脏，长期练习，有利于排出肝脏内的浊气，从而保证体内气血充盈，泻肝火的同时补肝气，补元气的同时养肝阳。

【运动方法】

1. 两手放松微分开，掌心向上，小指轻贴腰际，屈肘向后收到腰间。（图1）

2. 两只脚不动，身体左转90°；同时，右掌由腰间缓缓向左侧穿出，约与肩同高，并配合口吐"嘘"字音；目视右掌伸出的方向。（图2、3）

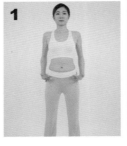
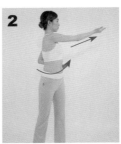

3. 右掌沿原路收回到腰间，同时身体转回正前方。（图4）

4. 身体右转90°；同时，左掌由腰间缓缓向右侧穿出，约与肩同高，并口吐"嘘"字音；目视左掌伸出的方向。（图5）

5. 左掌沿原路收回到腰间，同时身体转回正前方。（图6）

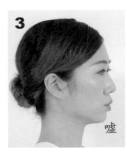
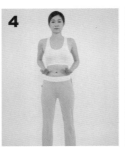
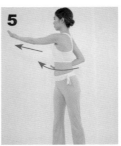
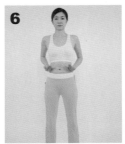

第五章

食物分阴阳，
吃对了身体好

了解食物的阴阳属性

养生的本质是调整身体的阴阳平衡，因为阴阳平衡是生命活力的根本，意味着人体健康，而阴阳失衡则意味着人要生病了。阴阳失衡若是在可控范围内，食物调养便可令阴阳恢复到平衡状态。食物调养阴阳需要根据食物的阴阳属性对症入膳食。那么问题来了，我们应该如何区分食物的阴阳属性呢？

》 按味道区分

酸、苦、甘、辛、咸，食物的味道就是这般丰富多彩。那么哪些味道属于阴性，哪些味道又属于阳性呢？通常情况下，味辛、香、麻、甜类食物，皆属于阳性食物，比如常见的生姜、大料、韭菜、大蒜、辣椒等。味道偏咸、酸、苦类食物，都属于阴性食物，比如常见的丝瓜、莲子心、苦瓜等。

》 按食物的生长环境区分

食物的生长环境对食物的阴阳属性也有影响，这是因为食物在某个环境中长大，多少都会对其产生一定的影响，久而久之也就造就了它的阴阳属性。一般来说，生长在温暖或者干燥环境下的食物，大多偏阳性；生长在寒冷、阴面或者水中等环境的食物，大多偏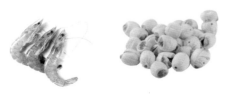阴性。例如，生长在水中的莲子、芡实等，属性偏阴。当然，生长在水中的食物也有阴阳之分。水偏凉，大多数水中的植物都偏阴性，但那些在水中不停地动来动去的食物，比如虾，需要足够的热量才能保证能在冰凉的水里运动，便成了大热至阳之物。

» 按食物的颜色区分

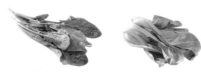

大多数情况下，绿色植物接近地面生长，能够吸收地面的湿气，故偏阴性居多，比如餐桌上常见的菠菜、苋菜、油菜，大多就属阴。当然，不是所有与地面接近的食物都属阴。比如辣椒、胡椒，与地面接近，但颜色过于鲜亮，吸收了更多的阳光，故而偏阳性。

» 按食物的寒热属性区分

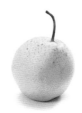

寒性食物，大多偏阴性，就拿水果来说，梨，性偏寒凉，有利于滋阴润燥，若是热性的食物，比如荔枝，性热，偏阳性，吃多了容易上火。

» 按静与动来区分

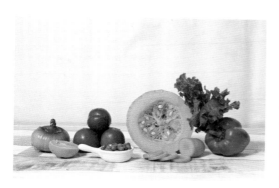

《黄帝内经》认为，阴静阳燥。简单来说，属阴的食物大多是"静若处子"，属阳的食物大多都是"动若脱兔"。动得越厉害，提振阳气的效果越明显。比如飞禽类的麻雀，它不停地飞来飞去，一直处于动态中，提振阳气的效果特别好。相反，相对文静的动物，比如乌龟，便是滋阴的小能手。

当然，辨别食物阴阳用此方法并不能得出准确的结论，我们要做的仍然是具体问题具体分析。我们可以根据人的性别、年龄，以及季节变换等角度来讨论食物疗养的最佳效果。

平衡阴阳的食物和草药

» 8 种养阴益阳的食物

食物	性味归经	功效	食用禁忌	推荐美食
鸡蛋	性温，味甘，归脾、胃经	滋养脾胃、滋阴润燥，改善火气旺盛导致的口腔溃疡、形体消瘦、睡眠不佳等症	不可以过多食用，每天1~2个即可	煮鸡蛋、苦瓜炒蛋、西红柿炒鸡蛋
鸭肉	性凉，味甘，归脾、胃、肾经	增强五脏气血，改善阴虚内热引起的便秘、食欲缺乏、干咳痰稠等症	素体虚寒、胃部冷痛、腹泻清稀、寒性痛经者少食	菊花老鸭汤
干贝	性平，味甘、咸，归肾经	滋阴补肾、和胃调中，能改善头晕目眩、咽干口渴、虚痨咯血、脾胃虚弱等症	一般人都能食用，儿童、痛风患者忌食	南瓜干贝汤
蜂蜜	性平，味甘，归脾、肺、大肠经	滋阴润燥，养阴润肺，润肠通便	痰喘证患者不宜用	蜂蜜水、蜂蜜柚子茶
核桃	性温，味甘，归肺、肾、大肠经	补肾固精，可改善脾肾亏虚所致的腰膝酸软、夜尿频多、须发早白等症	不宜一次吃太多，阴虚火旺者忌食	核桃粥、核桃黑芝麻糊、核桃炒韭菜
栗子	性温，味甘，归脾、胃、肾经	补肾健脾，改善腰膝酸软、手脚冰凉、脾胃虚寒等症	不宜多吃，以免胀气	糖炒栗子、栗子乌鸡汤
茴香	性温，味辛，归肝、肾、脾、胃经	暖身助阳，改善肾阳不足所致的腰膝冷痛、体倦无力、遗尿、尿频等症	阴虚火旺者应忌食	茴香红糖茶
猪肚	性温，味甘，归脾、胃经	补脾胃、调气血，改善脾胃亏虚所致的虚劳瘦弱等症	胸腹胀气、胀满者忌食	爆炒肚丝

» 7 种滋阴补阳的草药

草药	性味归经	功效	食用禁忌	推荐美食
麦冬	性微寒，味甘、微苦，归胃、肺、心经	滋阴清热，常用来治疗阴虚肺燥引起的干咳、咯血、胸痛、咽痛喑哑、肺痿、肺痨等症	阳虚寒盛、脾虚便溏、外感风寒咳嗽者忌食	麦冬炒鸡腿菇
北沙参	性微寒，味甘、微苦，归肺、胃经	善补肺阴、清退虚热，可有效地改善阴虚肺燥所致的干咳少痰、咯血、咽干喑哑等症，及胃阴虚所致的口干舌燥、大便燥结、干呕等不适	阳虚寒盛、腹泻便稀者忌食	北沙参粥
桑葚	性寒，味甘、酸，归心、肝、肾经	补肾护肝，可改善肝肾亏虚所致的头晕眼花、须发早白、腰膝酸软等症	脾胃虚寒、阳虚湿盛、大便溏稀及腹泻者忌食	桑葚炖乌鸡汤
益智仁	性温，味辛，归脾、肾经	温肾升阳，补脾养胃，适用于脘腹冷痛、遗尿、遗精、夜尿频多等症	阴虚、血虚体质者忌食，崩漏者慎食	益智仁粥、益智仁炖牛肉
菟丝子	性平，味辛、甘，归肾、脾、肝经	具有补肾阴和肾阳的双重功效，可固肾强腰、益精缩尿	阴虚内热、大便燥结、小便短赤者及孕妇忌食	菟丝子鸡肝粥
女贞子	性凉，味甘、苦，归肝、肾经	善补肝、肾之阴，可益精、补髓、固肾、明目，主治眩晕、耳鸣、腰膝酸软、须发早白等症	阳虚湿盛、大便溏稀者忌食	女贞子首乌糯米糍
淫羊藿	性温，味辛、甘，归肝、肾经	补命门、益精气、强筋骨，补肾壮阳，用于治疗男子阳痿不举、滑精早泄、小便不禁以及女子不孕等症	阴虚火旺、阳强易举者忌食	淫羊藿炖鸡汤、淫羊藿酒

下 篇

去除疾病要做到补虚、泻实、祛寒、清热

第一章

很多疾病都是由虚、实、寒、热导致的

虚、实、寒、热都是什么, 有什么特点

》 虚

在中医里, 虚就是指人体正气不足或正气虚弱。有人要问了, 那正气又是什么呢? 具体来说, 人体的精、气、津、液、血, 以及脏腑之气、经脉之气等, 都属于正气的范畴, 这些物质和非物质的东西不管是哪一方面或哪几个方面亏虚, 都是正气的亏虚。

我们常说的虚证, 其实就是对人体正气虚弱各种临床表现的病理概括, 临床上又分为阳虚、阴虚、气虚、血虚四种证型。

阳虚

讲阳虚之前, 我们先要弄清什么是"阳"。

阳和阴是相对而言的: 比如, 有些人不怕冷, 特别抗冻, 冬天穿个薄毛衣也不冷; 有些人就特别怕冷, 总是穿得很多。通常遇到这种情况, 我们都会说那些不怕冷的人"有火力""火力壮", 说那些怕冷的人"没火力"。其实, 在中医学中, 大家口中说的"火力"是指一个人的阳气, "火力壮"就是说这个人阳气旺。

为什么会把阳气和火联系起来呢? 中医认为, 人的生命是靠阳气来推动的, 阳气犹如自然界的太阳, 给人体提供热能。所以, 一旦人体内的阳气不足了, 也就是虚了, 这时人体的第一感觉就是冷、手脚冰凉, 到了冬天更会手冷过肘、足冷过膝, 有的还会出现面色苍白、完谷不化(指大便中夹杂未消化的食物)、精神不振、大便溏薄、小便清长等虚寒症状。

形成阳虚的主要原因, 多是先天禀赋不足, 或后天失养, 或劳倦内伤, 或久病损耗阳气。人体阳气虚衰, 突出表现就是温煦、推动和

气化功能减退。阳虚的人没了火力，又哪来的活力呢？所以，所谓的阳虚，就是指一个人体内的阳气不足或虚弱，阴气比较旺盛所导致的各种病理现象。

阳虚可见于五脏六腑，如心阳、脾阳和肾阳等，但是一般以肾阳虚衰最为重要，肾阳为人身诸阳之本，所以肾阳虚衰在阳气偏衰病机中占有极其重要的地位。阳虚在各个脏腑中的具体表现也有所不同。

阳虚证共同症状	阳虚证	病因病机	脏腑兼证
畏寒怕冷，四肢不温，完谷不化，精神不振，舌淡而胖，或有齿痕，脉象沉细，等等	心阳虚	心主血脉，主神志。心阳不足，则心之生理功能就会减退，血行不畅会形成血瘀、凝聚而阻滞心脉；精神、意识和思维活动也会减弱，不易兴奋	精神萎靡、神思衰弱、反应迟钝、迷蒙多睡、懒言声低、形寒肢冷、面色苍白或青紫、心胸憋闷、刺痛等
	脾阳虚	脾主运化。脾阳不足，则脾失健运，机体的消化吸收功能便因之而失常	食欲不振、恶心呃逆、大便稀溏、嗳腐吞酸等
	肺阳虚	肺主气，主宣肃。肺阳不足，则影响气的生成及卫气的宣发，使卫阳不固	咳嗽气短、呼吸无力、声低懒言、痰如白沫等
	肾阳虚	肾主水液，主一身之阳。若肾阳不足，则气化失权，出现水液代谢障碍；脏腑失于温煦，功能减退	腰膝酸软、小便频数或小便不通、性功能衰退等

阴虚

所谓阴虚，就是指由于体内阴液不足，不能滋润，不能制阳、敛阳所导致的一种证候。

什么是阴液呢？中医认为，阴液泛指体内一切富有营养的液体，如血液、汗液、精液、唾液等，或指脏腑的阴精。一个人要是体内阴液不足了，身体会变得干燥失润，甚至出现各种热象，如手脚心发热、颧红、皮肤干燥或起皱、口干舌燥、喜欢喝冷饮、眼睛干涩、大便干等。正所谓"阴虚则内热"，而这些热象症状就是判定一个人是不是阴虚的依据。

阴虚证共同症状	阴虚证	病因病机	脏腑兼证
口燥咽干、午后潮热、五心烦热、盗汗、颧红、舌红少津、脉细数	肝阴虚	肝藏血。肝阴虚使肝失濡润，阴不制阳，虚热内扰	头晕眼花、双眼干涩、视力减退，或胁肋隐隐灼痛等
	心阴虚	心主血脉。心之阴液不足，不能濡养本脏，虚热内扰	失眠、多梦、心悸、健忘、虚烦，或心烦怔忡、头晕目眩等
	脾阴虚	脾为阴脏。主运化，若阴液不足，濡养失职，则运化无力	饮食减少、口淡乏味、食后腹胀、消瘦倦乏、大便干结、小便短赤等
	肺阴虚	肺主宣肃。肺阴亏虚，肺失濡养，布散水液的功能减退，而导致虚热内生	咳嗽无痰或痰少而黏、形体消瘦，甚则痰中带血、声音嘶哑等
	肾阴虚	肾藏精，为人体阴液的根本。肾脏阴液不足，滋养和濡润功能减弱，使虚热内生	头晕耳鸣、腰膝酸痛、失眠多梦，男子兼见遗精，女子经少或经闭等
	胃阴虚	胃喜润而恶燥，以降为顺。胃阴不足，虚热内生，热郁于胃，气失和降	胃脘隐痛、饥不欲食、大便干结，或脘痞不舒，或干呕等

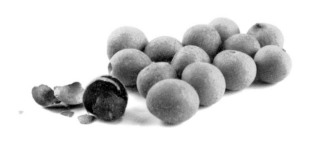

气虚

　　气虚，简单地说，就是气不足了，气不够用了，并由此引起一系列病理变化及证候。人体内各脏腑器官、组织等都是依靠气来维持正常生理活动的。当气不足了，气的推动、温煦、防御、固摄、气化等功能都会减退，也就无法维持我们身体正常的生理功能了。这时，人体就会暴露出一系列的衰弱症状，比如头晕眼花、心慌气短，尤其是在活动后，这种现象更为明显，而且不愿意说话、说话没劲儿、声音低微，面色苍白，常常会感觉疲倦乏力，经常出虚汗，胃口也不好，比别人更容易感冒，等等。

　　另外，气虚还可导致脏腑功能减退，从而表现出一系列脏腑虚弱的征象，比如心气虚、脾气虚、肺气虚、肾气虚等。

气虚证共同症状	气虚证	病因病机	脏腑兼证
面色苍白，头晕目眩，少气懒言，精神萎靡，全身倦怠乏力，语声低微，易出虚汗，舌淡脉弱，等等	心气虚	心主血脉。心气亏虚，不能鼓动血脉，亦不能养神	心悸、气短、多汗，劳累时会加重，神疲体倦等
	脾气虚	脾主运化。脾气虚弱，不能运化水谷精微，气血生化乏源	面色萎黄、饮食减少、食后胃脘不舒、形体消瘦、大便溏薄等
	肺气虚	肺主气。肺气亏虚，肺功能减弱，肺失宣肃	短气自汗、声音低怯、咳嗽气喘、胸闷，易感冒，甚至水肿、小便不利等
	肾气虚	肾主纳气。肾气亏虚，肾的纳气功能减退，摄纳无权	眩晕健忘、腰膝酸软、小便频数而清，女性白带清稀等

血虚

血虚是指脏腑、经脉由于血液生成不足或血的濡养功能减退而呈现的一种病理状态。

那么血是怎么来的呢？在中医看来，血的生成是一个非常复杂的过程，既有先天肾精的作用，也与后天的饮食密切相关，人摄取食物，经脾胃消化吸收生成水谷精微，再上输心脉赤化而变成血液，然后以脾胃配合心、肝、肾等脏腑的共同作用来完成滋养全身的任务。

血生成比较难，如果不注意，就很容易亏虚。而且，血虚是在不知不觉中发生的，并没有非常明显的症状。比如，一开始可能是身体容易感到疲劳，工作和学习的时候很难集中精神，然后可能会出现面色淡白、唇色和指甲淡白无华、头晕目眩、健忘、心悸怔忡、失眠多梦、皮肤干燥、头发枯焦或早白、女子月经不调等诸多症状。

血虚证共同症状	血虚证	病因病机	脏腑兼证
面色淡白，口唇和指甲色淡，眼睑色淡，舌质淡，脉细	肝血虚	肝藏血生血。肝血亏虚，使濡养功能减退或失常	眩晕、多梦、肢体麻木、手足震颤，或视力减退，或色盲，或女性月经量少、色淡或闭经等
	心血虚	心主血脉。主神志，心血亏虚，失于濡养，使精神意识、思维活动失常	心悸怔忡、健忘、失眠多梦、头昏眼花等
	脾血虚	脾主运化。主升清，若血液亏虚，则脾失于濡养、运化、升清功能减弱	面色萎黄、食欲减退、消化不良、体倦乏力、心悸、气短、健忘、失眠等
	肾精血亏虚	肾主藏精。肾精亏虚、精不化血，失于濡养，则功能减退	眩晕耳鸣、腰膝酸软、记忆力减退、早衰，男子性功能减退，女子月经量少、延期甚至闭经、不孕等

» 实

　　中医对所谓"虚实"的定义，其实就是指邪气与正气的盛衰。前面讲了，虚是指正气虚弱，那么，实就是指邪气亢盛。当亢盛的邪气侵袭人体，正邪相搏所产生的比较激烈的病理反应，就是实证。根据病因，实证又有外感实证和内伤实证之分。

实证	病因	临床表现
外感实证	外邪（六淫、疫疠、虫毒等）侵袭肌表，正气与之抗争，引起腠理闭塞所致	发热恶寒，头身疼痛，无汗，脉浮紧，等等
内伤实证	脏腑功能失调，气化障碍，产生水、湿、痰、饮、气滞、瘀血、宿食等病理产物，停积体内所致	发热，腹胀痛拒按，胸闷，烦躁，甚至神志不清，胡言乱语，呼吸气粗，痰涎壅盛；大便秘结，或下痢，里急后重；小便不利，淋漓涩痛；脉实有力，舌质苍老，舌苔厚腻；等等

　　随着外邪性质的差异，致病的病理产物的不同，人体也会产生不同的症状，这里我们着重介绍导致内伤实证的水、湿、痰、饮、气滞、瘀血、宿食等病理产物性病因，让大家对实邪致病有一个更全面地了解。

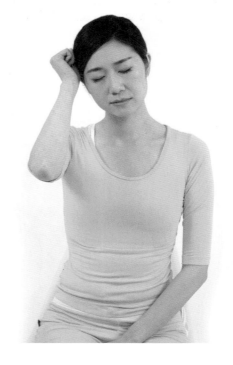

外邪入侵，人体也会出现
头疼一类的实证。

气滞

气滞是由于饮食邪气或七情郁结导致的。气滞，也叫郁气、结气等，是一种继发致病因素，即气滞本身是一种病理产物，同时又在人体内作为病因，进一步引起脏腑功能失调，引发疾病。气滞的典型表现有，心情抑郁，干什么都没心情；吃不下饭，勉强吃了也是胃胀不消化；女性会有经前乳房胀痛、痛经、经期有血块等症状。

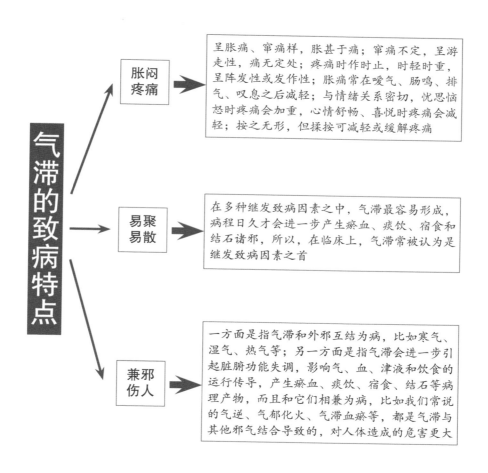

气滞的致病特点

胀闷疼痛 → 呈胀痛、窜痛样，胀甚于痛；窜痛不定，呈游走性，痛无定处；疼痛时作时止，时轻时重，呈阵发性或发作性；胀痛常在嗳气、肠鸣、排气、叹息之后减轻；与情绪关系密切，忧思恼怒时疼痛会加重，心情舒畅、喜悦时疼痛会减轻；按之无形，但揉按可减轻或缓解疼痛

易聚易散 → 在多种继发致病因素之中，气滞最容易形成，病程日久才会进一步产生瘀血、痰饮、宿食和结石诸邪，所以，在临床上，气滞常被认为是继发致病因素之首

兼邪伤人 → 一方面是指气滞和外邪互结为病，比如寒气、湿气、热气等；另一方面是指气滞会进一步引起脏腑功能失调，影响气、血、津液和饮食的运行传导，产生瘀血、痰饮、宿食、结石等病理产物，而且和它们相兼为病，比如我们常说的气逆、气郁化火、气滞血瘀等，都是气滞与其他邪气结合导致的，对人体造成的危害更大

水湿痰饮

有些女性在生产之后，体重一直降不下来，尤其是肚子，肉格外松软，经常困倦，没有劲儿。其实这种肥胖并不是饮食的问题，而是体内的痰湿在作怪。那么什么是痰湿呢？具体来说，痰、湿不是一回事儿，与它们类似的有四种，即水、湿、痰、饮，它们都属于机体津液代谢障碍所形成的病理产物，是津液在体内停滞形成的。这些病理产物一经形成便作为新的致病因素作用于机体，导致脏腑功能失调而引起各种复杂的病理变化。

◇ 水湿痰饮之间的关系

水湿痰饮之间既有区别又有联系。先说联系，这四者都属于阴邪，都是津液代谢障碍停留于体内的病理产物，一般认为湿聚为水，积水成饮，饮凝成痰，也就是湿→水→饮→痰这样的变化，所以，在临床上水湿痰饮不能完全分开，常以"水湿""水饮""痰湿""痰饮"等统称。但它们也有很明显的区别，我们通过一个表格来了解一下：

阴邪	形质	停留部位
湿	水气弥散于人体组织中的一种状态，其形质不如水、饮、痰明显	多呈弥散状态布散全身，易困阻脾土，一般无明显的异形异物，以头重如裹或四肢酸重为主要症状表现
水	质地清澈澄明	多溢于肌表，以头面、四肢或全身水肿为特点
饮	质地清稀	多停留于肠胃、胸胁、胸膈、肌肤等脏腑组织的间隙或疏松部位
痰	质地稠浊	皮肉筋骨、经络脏腑无处不到，致病范围广泛，症状变化多端，为全身性疾病

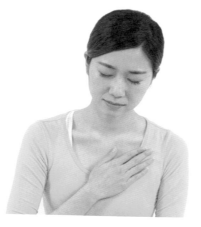

水湿痰饮一旦阻滞于胸部，很容易引发胸闷、咳嗽等不适。

◇ 水湿痰饮的致病特点

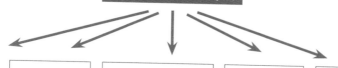

水湿痰饮

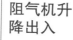

阻碍经脉气血运行

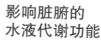

阻气机升降出入

影响脏腑的水液代谢功能

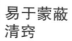

易于蒙蔽清窍

症状复杂，变化多端

出现肢体麻木、屈伸不利，甚至半身不遂等，或者形成瘰疬、痰核、阴疽、流注等症状

出现胸闷、咳嗽、喘促、恶心、呕吐等症状

出现胸闷气短、咳喘痰多、咳吐清稀痰，或脘痞腹胀、食欲减退、泛恶欲呕、口不渴、四肢水肿等症状

出现头昏目眩、精神不振、胸闷心悸、神志不清、胡言乱语等症状

全身各处均可出现，与五脏之病均有关系，其临床表现也十分复杂，在不同的部位表现出不同的症状

107

瘀血

所谓"瘀"，就是血液停积，不能活动的意思，瘀血就是指因血行失度，使机体某一局部的血液凝聚而形成的一种病理产物，这种病理产物一经形成，就成为某些疾病的致病因素而存在于体内。

瘀血形成之后，不仅失去正常血液的濡养作用，而且会阻碍全身或局部血液的运行，使人体产生许多新的病征，其临床表现的共同特点可概括为以下几点：

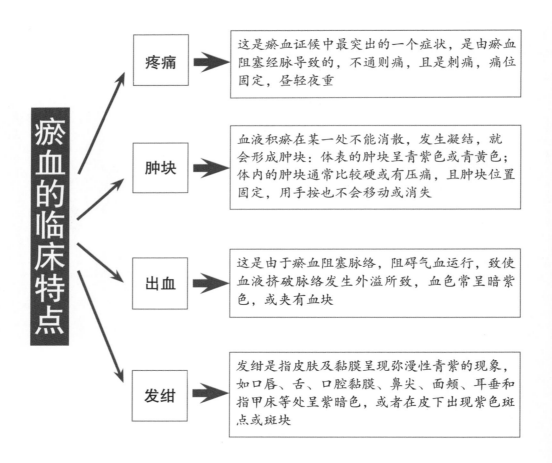

瘀血的临床特点

疼痛 ➡ 这是瘀血证候中最突出的一个症状，是由瘀血阻塞经脉导致的，不通则痛，且是刺痛，痛位固定，昼轻夜重

肿块 ➡ 血液积瘀在某一处不能消散，发生凝结，就会形成肿块：体表的肿块呈青紫色或青黄色；体内的肿块通常比较硬或有压痛，且肿块位置固定，用手按也不会移动或消失

出血 ➡ 这是由于瘀血阻塞脉络，阻碍气血运行，致使血液挤破脉络发生外溢所致，血色常呈暗紫色，或夹有血块

发绀 ➡ 发绀是指皮肤及黏膜呈现弥漫性青紫的现象，如口唇、舌、口腔黏膜、鼻尖、面颊、耳垂和指甲床等处呈紫暗色，或者在皮下出现紫色斑点或斑块

宿食

宿食，又称"宿滞""食积"或"伤食"，它也是一种继发致病因素，食物停滞在胃肠过久，就会生热、生痰、生湿，进一步影响脏腑功能，产生种种病变，比如发热、咳嗽、便秘、腹泻、睡眠不安、脾气暴躁、小儿夜啼等。

体内有宿食的表现有很多，主要有以下几点：

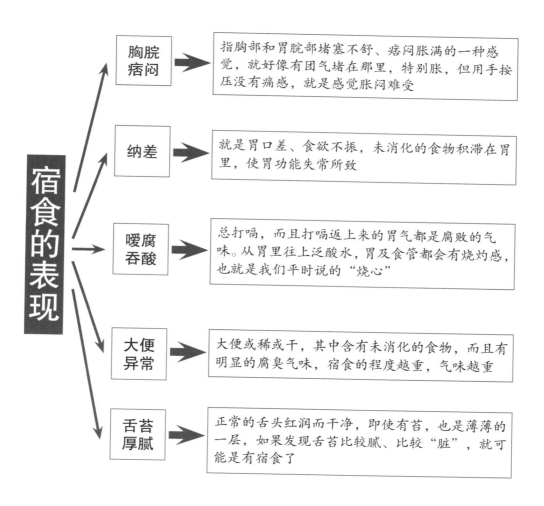

宿食的表现		
	胸脘痞闷	指胸部和胃脘部堵塞不舒、痞闷胀满的一种感觉，就好像有团气堵在那里，特别胀，但用手按压没有痛感，就是感觉胀闷难受
	纳差	就是胃口差、食欲不振，未消化的食物积滞在胃里，使胃功能失常所致
	嗳腐吞酸	总打嗝，而且打嗝返上来的胃气都是腐败的气味。从胃里往上泛酸水，胃及食管都会有烧灼感，也就是我们平时说的"烧心"
	大便异常	大便或稀或干，其中含有未消化的食物，而且有明显的腐臭气味，宿食的程度越重，气味越重
	舌苔厚腻	正常的舌头红润而干净，即使有苔，也是薄薄的一层，如果发现舌苔比较腻、比较"脏"，就可能是有宿食了

》 寒

在中医里，寒是指寒气，是冬季的主气，也是冬季中的主要致病因素，所以冬季多寒病。但是，如果在其他季节，由于气温骤降，防寒保温不够，人体也会感受寒邪而生病。

由寒邪导致的证候就叫寒证，由于引起寒证的病因、病机不同，临床上有外寒和内寒之分。

外寒

所谓外寒，就是人体感受了寒邪，是卫阳被束导致的，其临床特点以寒为主，且多与风邪、湿邪等相兼为病，或可因寒邪伤阳而兼虚象，但仍以寒为主。接下来我们就介绍一下寒气的性质和致病特点。

扫码领取
· 中 医 理 论
· 养 生 方 法
· 健 康 自 测
· 书 单 推 荐

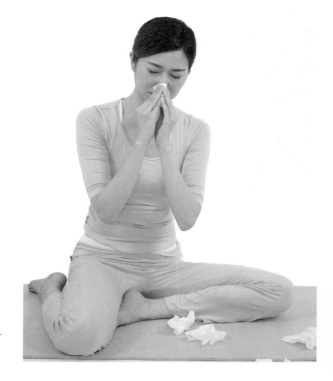

风寒感冒实在是太不舒服
了，鼻子都快擦破了。

◇ **寒易伤阳**

寒气是一种阴邪，最容易损伤人体的阳气。根据寒邪侵袭的人体部位不同，又分为伤寒、中寒。

类型	病因病机		临床表现
伤寒	寒邪侵袭体表，卫阳被束，人体失于温煦		恶寒、发热、无汗、打喷嚏、流清鼻涕、打寒战、头痛、浑身酸痛、骨节疼痛、脉浮紧等
中寒	寒邪直中于里，伤及脾胃、肺、心、肾等脏腑的阳气，使相应脏腑的生理功能减退或下降，身体局部出现明显的寒象	伤及脾胃，使脾胃纳运升降失常	吐泻清稀、脘腹冷痛等
		肺脾受寒，使脾运化、肺宣肃功能失调	咳嗽喘促、痰液清稀或水肿等
		寒伤脾肾，使脾肾温运、气化功能失常	畏寒肢冷、腰脊冷痛、尿清便溏、水肿、腹腔积液等
		寒入少阴（心肾），使心肾阳气衰微，肾气失养，周身失于温煦、心肾升降、气化功能失常	恶寒蜷卧、手足厥冷、下利清谷、小便清长、精神萎靡、脉微细等

畏寒怕冷和恶寒怕冷怎么区分？

阳虚和外感寒邪都有怕冷的症状，对于这点，中医有畏寒和恶寒的区别：如果你怕冷，但多加件衣服，多盖个被子，或者加个电热毯就能有所缓解，那就是畏寒，说明你阳气亏虚了；如果这些措施都不见效，加了衣物还是冷，还伴有发热、寒战，那就是恶寒，是外来邪气侵袭人体，邪气在表的表现。

◇ **寒性凝滞**

寒气有凝滞的特点。凝滞，就是凝结阻滞的意思。人体内的气血津液是周流全身、循环不息的，但就像寒冬时节水会结冰一样，人体的经络气血在受到寒气侵袭时也会凝结阻滞、不通畅。不通则痛，所以，寒邪致病的一个重要特征就是疼痛，比如胀痛、刺痛、酸痛、窜痛、冷痛等各种疼痛，而且这些疼痛遇到温热会减弱，遇到寒冷会加重。当然，由于寒气侵犯的部位不同，症状也各异，比如寒邪侵犯肌表时，我们常会感觉头部、关节剧痛，或肩颈背、腰腿、肌肉酸痛；寒邪侵犯脏腑的话，则会出现心胸、胃脘、腹部冷痛或绞痛。

寒气导致的病证都会有疼痛的症状，但是疼痛不一定就是寒气导致的，这一点在辨证时需要注意。

◇ 寒性收引

收引，就是收缩牵引的意思，寒性收引是指寒邪具有收引拘急的特性，就像物质会热胀冷缩一样，人体的毛孔、筋脉遇到寒气侵袭也会收缩。比如寒邪侵袭肌表，会使毛孔收缩，人会发热、怕冷，但没有汗，所以中医治疗风寒感冒的时候就要解表发汗，通过汗液把寒气排出去；寒邪侵袭人体，可使气机收敛，腠理（指皮肤等的纹理和皮下肌肉的空隙）闭塞，经络筋脉收缩而挛急，比如大小腿转筋、静脉曲张等；如果寒邪侵袭关节，则会使关节拘急挛缩作痛、屈伸不利或身体僵硬，不能自主行动。

生姜祛寒，生活中比较常用哦。

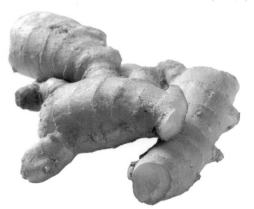

内寒

所谓内寒，其实就是指寒从中生，多是由于阳气亏虚，阴寒内盛，机体失于温煦而导致的，主要是心、脾、肾阳气衰微，其中又以脾肾的关系最为密切。中医认为，脾为后天之本，气血生化之源，脾阳能达于肌肉四肢；肾为先天之本，肾阳为人身诸阳之本，能温煦全身脏腑组织。因此，脾肾阳气虚衰，则温煦失职，人体就容易出现虚寒之象。

内寒的临床特点是虚而有寒，以虚为主，也就是说虚象比寒象更为显著，具体到脏腑，又有不同的脏腑表现。

脏腑寒证	内寒的临床特点	脏腑兼证
心虚寒证	·冷：畏寒、四肢不温、手脚冰凉等 ·白：面色苍白、舌淡苔白	心悸心慌、心胸憋闷疼痛、失眠多梦、心神不宁等
脾虚寒证	·稀：分泌物和排泄物质地清稀，如痰液稀白、小便清长、大便稀薄等	食欲不振、恶心呃逆、大便稀溏、嗳腐吞酸等
肾虚寒证	·静：精神不振、喜静、喜卧、萎靡懒动等 ·润：舌润、口不渴	腰膝酸软、小便频数清长、阳痿早泄、性功能衰退等

外寒和内寒不仅有区别，而且相互联系、相互影响：寒邪侵犯人体，积久不散，必会损伤人体阳气，最终导致阳虚内寒；素体阳虚的人，抵御外邪的能力低下，容易外感寒邪而致病。所以，中医在治疗寒证的时候，通常会综合考虑，对症治疗。

» 热（火）

在中医里，热为六淫之一，失于常度也是一种邪气。因为火为热之源，热为火之性，火与热，其本质都是阳气盛，所以临床上往往把火、热混称。由热邪导致的症状就叫热证，因病因、病机不同，又分为外热和内热。

外热

外热由外感温热、风热之邪，使人体阳热过盛所致，临床表现为初起发热重、恶寒轻、头痛、脉浮，继而壮热、烦渴、脉洪数等，其总体致病特点如下：

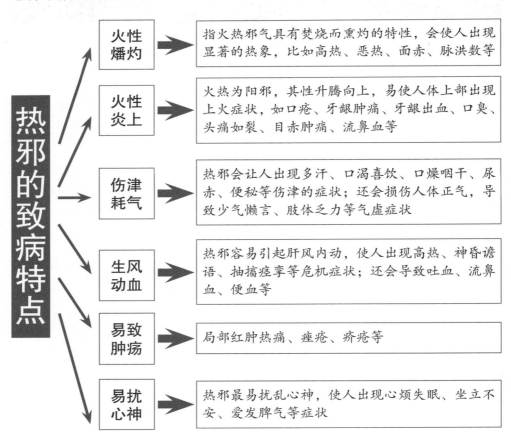

热邪的致病特点

火性燔灼 ➡ 指火热邪气具有焚烧而熏灼的特性，会使人出现显著的热象，比如高热、恶热、面赤、脉洪数等

火性炎上 ➡ 火热为阳邪，其性升腾向上，易使人体上部出现上火症状，如口疮、牙龈肿痛、牙龈出血、口臭、头痛如裂、目赤肿痛、流鼻血等

伤津耗气 ➡ 热邪会让人出现多汗、口渴喜饮、口燥咽干、尿赤、便秘等伤津的症状；还会损伤人体正气，导致少气懒言、肢体乏力等气虚症状

生风动血 ➡ 热邪容易引起肝风内动，使人出现高热、神昏谵语、抽搐痉挛等危机症状；还会导致吐血、流鼻血、便血等

易致肿疡 ➡ 局部红肿热痛、痤疮、疖疮等

易扰心神 ➡ 热邪最易扰乱心神，使人出现心烦失眠、坐立不安、爱发脾气等症状

内热（火）

内热就是内火，主要是肝、心、脾、肺、肾等部位偏热的说法，分虚火和实火。导致内火的原因很多，现在很多人的主要问题是长期熬夜，而且平时工作繁忙，不怎么注意饮食方面，容易吃导致上火的东西，从而引起很多病症。

由于饮食不节、嗜食辛辣、情志不畅、熬夜等许多原因，导致肺热、肝火、心火等，或者老年体弱，津亏血虚导致的肺、肝、心、肾、脾阴不足而出现的虚火，都是内火。

内热	典型症状		脏腑兼证
虚火	病势缓慢，病程较长，患者有明显的阴虚内热之证，热象比实火缓和一些，伤津不显著，如五心烦热、午后颧红、失眠盗汗、口燥咽干、眩晕、耳鸣、舌红少苔、脉细数等	心虚火	口唇、舌尖红，舌干苔很少或无苔，口干，心烦失眠，多梦易醒，等等
		肝虚火	眼睛干涩，口干，舌干，咽燥，胁肋隐隐灼痛，等等
		胃虚火	胃脘隐隐灼痛，口渴喜饮，总觉得饿却又吃得少，干呕，消瘦乏力，小便短少，大便干也可能不干，等等
		肺虚火	鼻腔、口腔、舌头、咽喉都很干，嗓子也疼，声音嘶哑，干咳无痰或少痰，痰黏不易咳出，皮肤干燥，等等
实火	病势急速，病程较短，患者多表现为壮热、面赤、口渴喜冷、小便黄赤、大便秘结，甚至会出现狂躁、昏迷、舌红、苔黄燥、脉洪数等症状	心实火	舌尖红，长口疮，心烦易怒，失眠，健忘，等等
		肝胆实火	目赤肿痛，头痛，烦躁易怒，胁肋窜痛，口苦，尿赤涩痛，等等
		胃实火	口臭，口苦，口渴，喜凉食，牙龈肿痛或出血，舌边或口腔黏膜溃疡，脘腹灼热，总想吃东西或者什么也吃不下
		肺实火	鼻腔干燥热烘，口干渴，咽喉肿痛，咳黄痰，易生痤疮，等等

虚、实、寒、热总是互为因果，互结为病

在临床上，往往并不是单纯的"虚证、实证、寒证、热证"，这四种情况常常互为因果，交互作用，使人体出现更为复杂的病证。

比如阳虚：阳虚则生寒，而寒邪客于经脉之中，又会使血脉运行凝涩不畅，导致血瘀；血瘀则会阻气滞机运行，产生气滞；气滞既可以与寒、热等外邪互结，形成寒气、热气，损伤阳气或阴津，导致阳虚或阴虚，又会使脏腑、经络功能发生障碍，影响气、血、津液和饮食的运行传导，导致水湿痰饮、瘀血、宿食等实邪的发生；而水湿痰饮、瘀血、宿食这些实邪又会成为新的致病因素……如此循环，互为因果，互结为病。通过示意图，大家可以看到虚、实、寒、热的关系：

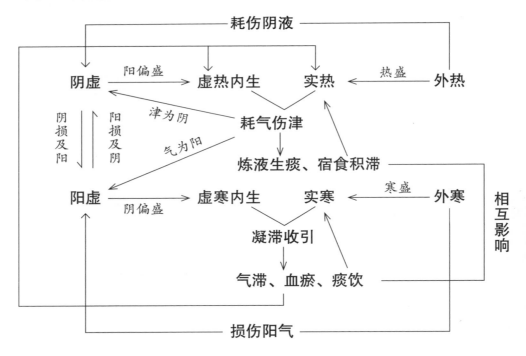

不管我们的身体出现虚、实、寒、热哪一种情况，都不能掉以轻心，应及时调治，才能避免更大的伤害。

身体出现虚、实、寒、热了，该怎么办

» 虚要补

中医讲"虚则补之"，即当身体的阴、阳、气、血亏虚了，就要及时补虚，阴虚补阴，阳虚补阳，气虚补气，血虚补血。简单地说，就是缺什么补什么。

在补虚的过程中，有些人从中受益了，但有些人不仅没达到补益效果，反而还让身体越来越差，这是为什么呢？只能说是补得不对了。补虚要有章法，不能乱补，那到底应该怎么补呢？

分清到底属于哪种虚证

在补虚之前，一定要明确自己的身体到底是属于哪种虚证，然后再采用适宜的食疗方、药膳或中医外治法。不能盲目地跟风，看别人补什么你也跟着补什么，这是不对的，结果很可能是人家补好了，你补坏了。

补虚有地域差异

在进补时，要结合当地的气候特点，选择不同属性的食物，比如北方冬季是干冷的，就适合吃一些温热且滋阴防燥的食物，避免食用辛辣燥热的食物；南方多雨，冬季是湿冷的，所以南方人进补时就应多吃一些温燥辛辣的食物来祛寒湿。

适合的才是最好的

在补虚的时候，并不是越贵重的食物或药物，补益效果就越好。比如人参，人参是大补元气的药材，如果你气虚，用人参补气就适合，身体也会越补越好；可如果你气不虚，还用人参来补的话，就会使气太盛了，你可能会感觉浑身燥热、流鼻血等。所以，补虚不一定是用贵的，但一定是用对的。

» 实要泻

中医说"实则泻之"，就是说邪实的疾病所表现出来的是实象，需要使用攻邪泻实类的药物对症治疗。实证有痰、瘀、食、虫等实的不同，所以有祛痰、逐瘀、消导、驱虫等不同的治疗方法。具体方法我们会在下篇第三章中详细介绍。

» 寒要祛

当人体受了寒邪侵袭或体内有了内寒时，就要祛寒。祛寒的方法中医说是"寒者热之"，就是说寒性的疾病所表现出来的是寒象，就需要使用温性的药物或方法对症治疗。在祛寒时要注意，外寒和内寒的祛除方法是不一样的，具体方法我们会在下篇第四章中详细介绍。

» 热要清

与寒相反，当身体有了热象，那就要清了。中医讲"热者寒之"，就是热性的疾病所表现出来的是热象，需要使用寒性的药物或方法对症治疗。当然，热也有外热和内热之分，具体方法我们会在下篇第五章中详细介绍。

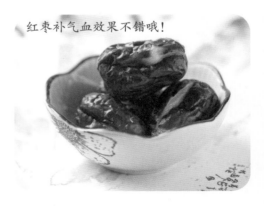
红枣补气血效果不错哦！

第二章

虚要补：身体亏掉的阴阳气血要补回来

阳虚的人如何扶阳

典型症状：畏寒、面色苍白、四肢不温、大便溏薄、完谷不化、小便清长、精神不振、舌淡而胖或有齿痕、脉象沉细等。

易引发的病证：感冒、心悸、失眠、眩晕、食欲不振、便秘、泄泻、男子阳痿或早泄、女子不孕及痛经等。

治疗原则：温补阳气。

》 你为什么会阳虚

先天不足，禀赋虚弱

房事不节，纵欲过度，使肾气亏损

年龄渐老，阳气日渐衰弱

劳倦过度或长期熬夜，耗损正气

阳虚的原因

久病、大病失于调养

长期贪食寒凉之物，损伤人体阳气

长期惊恐不安，损伤肾脏

环境过于阴湿寒冷，损伤阳气

» 中医内调养阳法

养阳应遵循的饮食原则

●多吃温补阳气的食物，比如核桃、栗子、羊肉、大蒜、虾仁、韭菜、海虾等。

●多吃温补脾胃的食物，比如大枣、桂圆、糯米、鸡肉等。

●忌食各种生冷寒凉的食物，比如生冷瓜果、冷饮、螃蟹、绿豆、冰棍等。

最值得推荐的四种补阳食物

补阳食物	补阳功效	注意事项
韭菜	又名起阳草，性温、味甘、辛，归肝、肾、胃经，具有补肾温阳、止汗固涩、固精等功效，用于阳痿、遗精、盗汗、尿频等证	阴虚火旺、有眼病和胃肠虚弱者均应少食
核桃	性微温，归心、肝、肺、大肠经，具有补肾温肺、润肠通便的作用，用于肾阳不足、精神萎靡、腰膝冷痛、尿频等证	腹泻、阴虚火旺者忌服
羊肉	性温，味甘，归脾、肾二经，具有补肾壮阳、暖中祛寒、温补气血的功效，用于肾虚腰痛、形瘦怕冷、病后虚寒、产后大虚等证	暑天或发热、牙痛、水肿及热证患者慎食
海虾	性温，味甘、咸，归肝、肾、脾经，具有补肾壮阳、养血固精的功效，用于肾虚阳痿、遗精早泄、男子不育、筋骨疼痛、身体虚弱等证	过敏性疾病患者、有宿疾者或正值上火之时不宜食用

最值得推荐的六种补阳中药

补阳中药	补阳功效	用法用量	注意事项
锁阳	味甘，性温，归肝、肾、大肠经，能补肾阳、益精血，适用于肾阳虚导致的阳痿、遗精、腰膝酸软等证	5～9克，水煎，煲汤，煮粥，入丸、散或熬膏	阴虚火旺、大便稀溏及泄泻者忌服
淫羊藿	味辛、甘，性温，归肝、肾经，为补命门、益精气、强筋骨、补肾壮阳之要药，常用于治疗男子阳痿不举、滑精早泄、尿失禁及女子不孕等证	3～9克，水煎，煲汤，泡酒，熬膏或入丸、散	阴虚火旺、阳强易举者忌服
杜仲	味甘，性温，归肝、肾经，有温肾壮阳的功效，用于肾阳虚所致的畏寒肢冷、便秘、腰酸、小便失禁等证	6～9克，水煎，煲汤，泡茶，泡酒或入丸、散	阴虚火旺者慎服
益智仁	味辛，性温，归脾、肾经，具有温肾固精、温脾开胃的功效，用于肾阳不足、下元虚冷、遗精、夜尿频繁等证	3～9克，水煎，煲汤，煮粥或入丸、散	阴虚火旺及有湿热者忌服
肉桂	味辛、甘，性大热，归肾、脾、心、肝经，具有温补肾阳、引火归元的功效，用于肾阳不足所致的阳痿遗精、痛经、虚寒吐泻等证	1～4.5克，水煎，煲汤或入丸、散	阴虚火旺、出血证患者及孕妇忌用
肉苁蓉	味甘、咸，性温，归肾、大肠经，有补肾、益精、润燥、滑肠之功效，用于肾虚阳痿，女子不孕、带下，腰膝冷痛等证	6～9克，水煎，煲汤，煮粥或入丸剂	心虚气胀、胃弱便溏、阴虚火旺者忌服

» 中医外治：这么做最养阳

打通督脉，振奋一身阳气

督脉在背部，背为阳，六条阳经都与督脉交会于大椎，这说明督脉对全身阳经脉气有统率、督促的作用，所以，打通督脉对振奋一身阳气至关重要，而打通督脉最好的方法就是艾灸。艾灸时，可以艾灸背部的整条督脉，也可以选取督脉上的百会穴、大椎穴、命门穴来重点艾灸。

●定位取穴

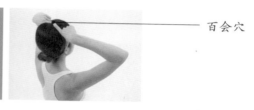

百会穴：位于头顶正中线与两耳尖连线的交叉处。取穴时，正坐，两手拇指分别按住两耳尖处，两手食指直上在头顶相连处取穴

百会穴

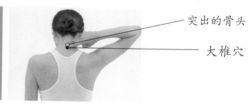

大椎穴：位于第7颈椎棘突下凹陷中。取穴时，正坐低头，用手可摸到脖子后方最突出的一块骨头，就是第7颈椎，该处下方的空隙处即是

突出的骨头

大椎穴

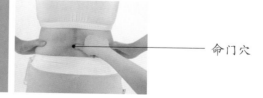

命门穴：位于腰部后正中线上，第2腰椎棘突下的凹陷中。取穴时，从肚脐处水平绕腰腹一周，与后正中线交点，按压有凹陷处即是此穴

命门穴

●艾灸方法

用艾条分别灸百会穴、大椎穴、命门穴，每穴每次灸15分钟左右，每天灸1次，10次为1个疗程。

艾灸任脉上的温阳穴，让阳气充足起来

关元、神阙、气海是任脉上的三个温阳穴位。其中关元穴为先天之气海，是男子藏精、女子藏血的地方；神阙穴与诸经百脉相通；气海穴则如同元气的海洋。艾灸它们可以培补元气，让体内的阳气充足起来。

●定位取穴

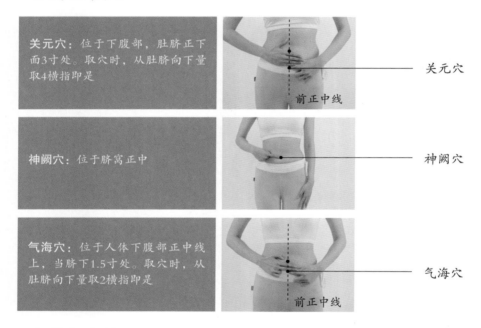

关元穴：位于下腹部，肚脐正下面3寸处。取穴时，从肚脐向下量取4横指即是

关元穴

前正中线

神阙穴：位于脐窝正中

神阙穴

气海穴：位于人体下腹部正中线上，当脐下1.5寸处。取穴时，从肚脐向下量取2横指即是

气海穴

前正中线

●艾灸方法

点燃艾条后，对准关元穴、神阙穴、气海穴，保持2～3厘米的距离，以感到温热舒适能耐受为度，避免烫伤。每次灸5～10分钟，每天灸1次，连灸10次为1个疗程。全年可不定时灸3～5个疗程，秋冬季节施灸效果更佳。

动则生阳，经常运动养阳气

这里给阳虚的人介绍一套简易的体操，每天清晨起床后，做一遍这套体操，对提升阳气很有帮助。具体做法如下：

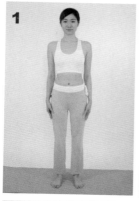
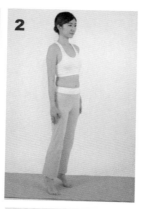
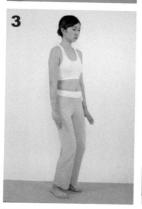
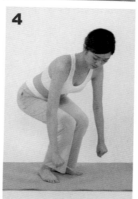
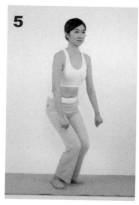
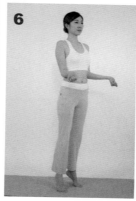

1. 两脚分开，与肩同宽，两眼目视前方，双臂自然下垂，两掌贴于裤缝，手指伸开。（图1）

2. 两脚跟同时提起，连续深呼吸9次。（图2）

3. 脚跟落地，吸气，并缓慢下蹲，同时两手背前转，使虎口对着脚踝。（图3）

4. 继续下蹲，手将要接近地面时，稍微用力抓握成拳状，深吸气。（图4）

5. 憋气，身体逐渐起立，两手逐渐紧握拳头。（图5）

6. 呼气，保持身体立正，双臂外拧，拳心向前，两肘从两侧挤压软肋，同时身体和脚跟部同时用力上提，并提肛，保持正常呼吸。（图6）

7. 做完后复原。

阴虚的人如何滋阴

典型症状：口燥咽干、午后潮热、五心烦热、盗汗、颧红、舌红少津、脉细数等。

易引发的病证：感冒、咳嗽、发热、心悸、失眠、眩晕、胃痛、消渴、皮肤干燥、便秘等。

治疗原则：滋阴清热。

》 你为什么会阴虚

年龄渐长，阴液不足

父母有严重的阴虚，遗传而来

五志过极，内火旺盛，灼伤阴液

温热之邪或杂病，日久伤耗阴液

阴虚的原因

房事不节，消耗肾精

起居不当，熬夜伤阴

过量服用温燥之品，耗伤阴液

» 中医内调滋阴法

滋阴应遵循的饮食原则

●常吃有滋阴清热功效的食物，如梨、莲藕、百合、莲子、黑木耳、银耳、鸭肉、猪肉等。

●多喝水，但注意不可喝冷饮和冰水，要尽量喝温开水，或者用中药泡一些有滋阴清热作用的茶饮，如麦冬、天冬、沙参、百合、玉竹、石斛等。

●忌食辛辣温燥、肥甘厚腻的食物，戒烟酒、浓茶，忌吃煎炸类性热上火的食物。

最值得推荐的四种滋阴食物

滋阴食物	滋阴功效	注意事项
百合	性微寒，味甘、微苦，归心、肺经，具有养阴润肺、清心安神的作用，用于阴虚燥咳、劳嗽咯血、虚烦惊悸、失眠多梦等证	风寒咳嗽、中寒便溏者忌用
银耳	性平，味甘，归肺、胃、肾经，具有养阴清热、生津润肺、益胃补气的功效，用于虚劳咳嗽、痰中带血、津少口渴、病后体虚、气短乏力等证	外感风寒、出血证、糖尿病患者慎用
鸭肉	性平，味甘、咸，归肺、胃、肾经，具有滋五脏之阴、清虚劳之热、养胃生津之功效，十分适宜阴虚体质者食用	体虚寒、胃部冷痛、腹泻清稀、寒性痛经者应少食
梨	性寒，味甘、微酸，归肺、胃经，具有养阴生津、清热化痰、滋润肺胃的作用，用于肺阴亏虚、干咳少痰、口燥咽干、大便干结等证	脾胃虚寒者尽量慎用

最值得推荐的六种滋阴中药

补阴中药	补阴功效	用法用量	注意事项
麦冬	性微寒，味甘、微苦，归胃、肺、心经，可养阴益胃、生津润肺，用于肺燥干咳、阴虚伤津、内热消渴等证	6～12克，水煎，泡茶，煲汤，还可以煮粥	脾胃虚寒、感冒的人最好忌服
沙参	性微寒，味甘、微苦，归肺、肾经，可补气养阴、祛热清肺，用于气虚阴亏、阴虚久咳、燥咳痰少、口渴等证	10～15克，水煎，泡茶，煲汤，煮粥或入丸、散	风寒咳嗽、脏腑无实热者忌服，忌与藜芦共用
枸杞子	性平，味甘，归肝、肾经，可滋补肝肾、益精明目，主治肝肾亏虚、血虚萎黄、腰膝酸软、目视不清、阳痿遗精等证	6～12克，水煎，泡茶，煲汤，煮粥，熬膏，浸酒或入丸、散	感冒发热、脾虚、腹泻、身体有炎症者忌服
女贞子	性凉，味甘、苦，归肝、肾经，可补肾滋阴、养肝明目，适用于头晕、耳鸣、腰膝酸软、须发早白等证	6～12克，水煎，煲汤，熬膏，浸酒或入丸剂	脾胃虚寒、泄泻便溏者忌服
石斛	性微寒，味甘，归胃、肾经，具有益胃生津、养阴清热的功效，适用于腰膝酸软、虚热不退、舌干口渴、男子精少等证	6～12克，入复方宜先煎，单用可久煎；可水煎、熬膏或入丸、散	实热、腹胀、感冒患者忌用，忌与萝卜、绿豆同食
玉竹	性微寒，味甘，归肺、胃经，有养阴润肺、益胃生津之效，适用于肺胃阴虚所致的咳嗽、干咳少痰、舌干口渴等证	6～12克，水煎，煲汤，煮粥，熬膏或入丸、散	胃部胀满、不善饮水、痰多、苔厚腻等湿痰盛者忌用

》 中医外治：这么做最滋阴

按摩特效滋阴穴位

太溪、涌泉、三阴交这三个穴位都是人体上的特效滋阴穴位，经常按摩可有效改善阴虚症状。

●定位取穴

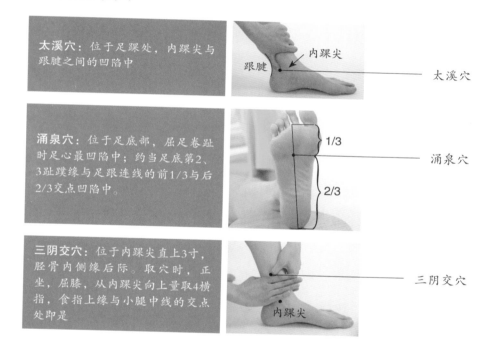

太溪穴：位于足踝处，内踝尖与跟腱之间的凹陷中

内踝尖　跟腱　太溪穴

涌泉穴：位于足底部，屈足卷趾时足心最凹陷中；约当足底第2、3趾蹼缘与足跟连线的前1/3与后2/3交点凹陷中。

1/3　2/3　涌泉穴

三阴交穴：位于内踝尖直上3寸，胫骨内侧缘后际。取穴时，正坐，屈膝，从内踝尖向上量取4横指，食指上缘与小腿中线的交点处即是

三阴交穴　内踝尖

●按摩方法

用拇指指端分别按揉两侧太溪穴、涌泉穴、三阴交穴，每穴每次按揉2～3分钟，以局部产生酸胀感为宜。

眼扫码领取
- 中医理论
- 养生方法
- 健康自测
- 书单推荐

叩齿咽津，最为简便有效的养阴小方法

在中医学里，齿为骨之余，叩齿能够强肾健骨；而脾为涎，肾为唾，口中津液是脾肾的精华，咽津能滋阴降火，所以，只要每天坚持练习，就能起到很好的养阴作用，而且完全不必担心有什么不良反应。

●具体方法

1. 准备：全身放松，宁心静气，摒弃杂念，调匀呼吸。

2. 叩齿：先叩臼齿36次，次叩门齿36次，再叩犬齿各36次。叩齿过程中，上下牙齿互相叩击要轻重交替，节奏有致。

3. 搅舌：叩齿后，用舌头贴着上下牙床、牙龈、牙面来回搅动，用力要柔和自然，先上后下，先内后外，搅动36次。搅舌时，口中津液会渐渐增多，不要咽下，要继续搅动。

4. 咽津：即咽下唾液。先以舌抵住上腭部，唾液聚集后，鼓腮用唾液含漱口腔数次，速度不宜太快，用力要均匀且缓慢。待唾液满口时分3次徐徐咽下。

以上为完整的一次"叩齿咽津"，每天早、中、晚各做1次，多做效果更佳。

●注意事项

1. 牙齿松动或牙病患者叩齿力度不宜过大。儿童由于牙齿尚未发育完全，不宜做叩齿动作。

2. 咽津前，如果口中唾液分泌过多影响其他动作进行，可将唾液部分咽下，不可吐掉。

3. 患有口腔溃疡、口舌糜烂、牙龈脓肿等口腔疾病时可暂停数日，待病愈后再继续进行。

气虚的人如何补气

典型症状：身体虚弱、面色苍白、呼吸短促、四肢乏力、头晕、动则汗出、语声低微等。

易引发的病证：感冒、咳嗽气喘、心悸、健忘、失眠、眩晕、食欲不振、消化不良、尿频、便秘等。

治疗原则：补虚益气。

» 你为什么会气虚

父母遗传，先天禀赋不足

营养不良，气血生化无源

劳伤过度，耗损正气

气虚的原因

久病不复，正气损耗

年老虚弱，肺、脾、肾等脏腑功能减退，气的生化不足

扫码领取

• 中医理论
• 养生方法
• 健康自测
• 书单推荐

» 中医内调补气法

补气应遵循的饮食原则

●多吃补气的食物，如糯米、山药、扁豆、红枣、鸡肉、牛肉、土豆等，也可与党参、黄芪等补气中药一起做成药膳，加强补气功效。

●同时多吃些补血食物，如桂圆、猪肝等，使气血平衡。

●忌吃破气、耗气之物，如白萝卜、莱菔子、山楂、槟榔、柿子、薄荷、胡椒等；忌吃生冷寒凉、肥甘厚味、辛辣食物。

最值得推荐的五种补气食物

补气食物	补气功效	注意事项
山药	味甘，性平，归脾、肺、肾经，可同时补三脏之气，用于脾虚食少、久泻不止、肺虚喘咳、肾虚遗精、带下、尿频等证	上火、有实邪或者便秘的人要少吃或者不吃
扁豆	味甘，性微温，归脾、胃经，可健脾化湿、和中消暑，用于脾胃虚弱、食欲不振、大便溏泄、白带过多、暑湿吐泻等证	寒热病患者忌食；忌未熟透就食用，以免中毒
红枣	味甘，性温，归脾、胃、心经，有健脾益胃、补气养血的功效，主治脾胃虚弱、食少便溏、气血亏虚、倦怠乏力等证	腹胀、疳积、便秘、糖尿病、龋齿及痰热咳嗽者忌食
糯米	味甘，性温，归脾、胃、肺经，具有补中益气、健脾养胃的功效，适用于气虚引起的汗出、气短无力等证	肠胃弱、糖尿病、肥胖、高脂血症患者少吃或不吃
鸡肉	味甘，性温，归脾、胃、肝经，有温中补脾、益气养血的功效，用于虚劳羸瘦、中虚胃呆食少、泄泻、产后乳少、病后虚弱等证	实证、邪毒未清者忌食

最值得推荐的六种补气中药

补气中药	补气功效	用法用量	注意事项
人参	味甘、微苦，性微温，归脾、肺、心、肾经，可大补元气、复脉固脱，适用于久病体虚、心悸心慌、肢冷、气短、虚脱、心衰等证	3～9克，水煎，煲汤，煮粥或者入丸、散	实热证忌服，忌与萝卜、茶、藜芦同用
党参	味甘，性平，归脾、肺经，能补中益气、健脾益肺，用于乏力、气短、心悸、食少、便溏及病后体虚等证	9～30克，水煎，煲汤，煮粥，泡茶，还可以入丸、散	有实邪者忌用，忌与藜芦同用
黄芪	味甘，性微温，归肺、脾经，有补气升阳、益精固表的功效，用于体虚、自汗、盗汗、水肿、泄泻等证	9～30克，水煎，煲汤，煮粥，泡茶，还可以入丸、散	高热、大渴、便秘者忌用
白术	味苦、甘，性温，归脾、胃经，可补气健脾、燥湿利水，用于脾虚食少、便溏、倦怠少气、自汗、水肿等证	6～12克，水煎，煲汤，煮粥，熬膏，还可以入丸、散	阴虚燥渴、气滞胀闷者忌服
甘草	味甘，性平，归心、脾、肺、胃经，可补脾益气、祛痰止咳、缓急止痛，用于心气虚、脾胃气虚、气喘咳嗽、胃痛、腹痛等证	3～9克，水煎，煲汤或入丸、散，常与党参、白术同用	实证中满腹胀者忌服
红景天	味甘、苦，性平，归心、肺、脾经，可理气活血、清肺养心，用于气虚体弱、病后畏寒、乏力、胸闷气短、气虚血瘀等证	3～6克，水煎，煲汤，泡茶，泡酒	发热、咳嗽者忌用

133

》 中医外治：这么做最补气

按摩补气穴位，补足正气

对气虚的人来说，我们可以通过按摩身体上的补气穴位，来达到补充正气的目的。

●定位取穴

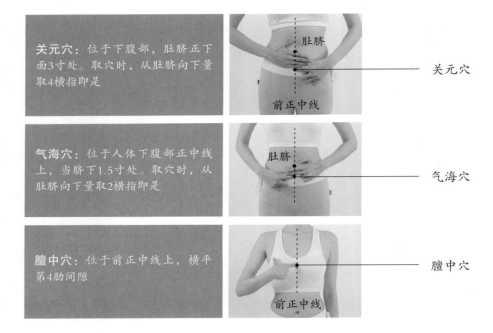

关元穴：位于下腹部，肚脐正下面3寸处。取穴时，从肚脐向下量取4横指即是

肚脐　关元穴　前正中线

气海穴：位于人体下腹部正中线上，当脐下1.5寸处。取穴时，从肚脐向下量取2横指即是

肚脐　气海穴

膻中穴：位于前正中线上，横平第4肋间隙

膻中穴　前正中线

●按摩方法

1. 食指、中指并拢，用指腹分别按揉关元穴、气海穴，每穴每次按揉2～3分钟。

2. 用拇指指腹稍微用力按揉膻中穴至出现疼痛感，每次按揉10秒钟，反复6次为1遍，每天按揉2遍。

血虚的人如何养血

典型症状：面色淡白或萎黄，唇舌、指甲色淡，头晕眼花，心悸多梦，手足发麻，妇女月经量少、色淡、延期或经闭，脉细，等等。

易引发的病证：感冒、心悸、失眠、眩晕、耳鸣、便秘、贫血、月经不调、痛经、闭经等。

治疗原则：养血补气。

» 你为什么会血虚

脾胃虚弱，功能减弱，精微不足，生化无源，久则出现血虚

饮食不调，气血生化之源不足，势必导致血虚

产后、月经过多、外伤失血过多或其他慢性失血证，易导致血虚

血虚的原因

劳倦过度，耗伤气血，久之则气虚血亏

肾气亏虚，而肾藏精，精生髓，精髓可以化血，一旦肾虚则必精少，精亏则血虚

» 中医内调养血法

补血应遵循的饮食原则

●多吃补脾养胃的食物，如大米、小米、红薯、胡萝卜、南瓜等。

●常吃补血养血的食物，如红枣、桂圆、菠菜、花生仁、黑木耳等；或者将益气、养血的中药，如黄芪、熟地黄、当归、阿胶等，做成药膳食用。

●多吃黑色食物，如黑芝麻、乌鸡等，精血同源，可通过补肾来达到补血的目的。

●忌食辛辣刺激、肥甘厚味、生冷寒凉的食物。

最值得推荐的四种补血食物

补血食物	补血功效	注意事项
桂圆	也称龙眼，性温，味甘，归心、脾、胃经，有养血益脾、补心安神的作用，用于贫血、失眠、神经衰弱、气血不足、营养不良等证	阴虚火旺、糖尿病、风寒感冒者忌食
猪肝	性温，味甘、苦，归肝经，有补肝、明目、养血的作用，用于血虚引起的面色萎黄、目赤、水肿、脚气、癌症、贫血等证	高脂血症患者应忌食
大枣	性温，味甘，归脾、胃、心经，有补益脾胃、滋养阴血的作用，主治脾胃虚弱、消化不良、食少便溏、气血亏虚、倦怠乏力等证	腹胀、疳积、便秘、糖尿病、龋齿及痰热咳嗽者忌食
黑芝麻	性平，味甘，归肝、肾、大肠经，有补肝肾、益精血、润肠燥的功效，用于血虚所致的头晕眼花、耳鸣耳聋、须发早白、肠燥便秘等证	脾虚无积者慎服

最值得推荐的五种补血中药

补血中药	补血功效	用法用量	注意事项
当归	味甘、辛，性温，归肝、心、脾经，具有补血活血、调经止痛的功效，为补血常用之药，可用于血虚、面色发黄、头晕眼花、心慌失眠等证	6～12克，水煎，煲汤，煮粥，泡茶，浸酒，敷膏或入丸、散	湿阻中满及大便溏泄者慎服
熟地黄	味甘，性微温，归肝、肾经，可补血滋阴、益精填髓，用于血虚引起的面色萎黄、头晕眼花、心慌失眠、耳鸣、须发早白、月经不调等证	9～15克，水煎，煲汤，煮粥，浸酒，敷膏或入丸、散	脾胃虚弱、气滞痰多、腹满便溏者忌服
阿胶	味甘，性平，归肺、肝、肾经，具有补血滋阴、润燥止血的功效，用于血虚引起的面色萎黄、眩晕心悸、肌痿无力、心烦不眠、虚风内动、肺燥咳嗽等证	3～9克，烊化兑服	饭前服用。脾胃虚弱、呕吐泄泻、腹胀便溏、咳嗽痰多者慎用
制何首乌	味苦、甘、涩，性微温，归肝、心、肾经，有益精血、补肝肾、乌须发、养血活络的功效，用于血虚头晕、健忘失眠、疲倦乏力、须发早白、腰酸遗精等证	6～12克，水煎，煲汤，煮粥，熬膏，浸酒或入丸、散	腹泻及有湿痰者忌用
鸡血藤	味苦、微甘，性温，归肝、肾经，具有补血活血、调经止痛、舒筋活筋的功效，用于血虚经闭、月经不调、痛经、血虚引起的面色萎黄、风湿痹痛、麻木瘫痪等证	9～15克，水煎，煲汤，浸酒或入丸、散	阴虚火旺者慎用

» 中医外治：这么做最养血

按摩补血穴位，可补气养血

膈俞、血海、三阴交是人体补血的特效穴位，经常按摩，可以起到补气养血的功效。

●定位取穴

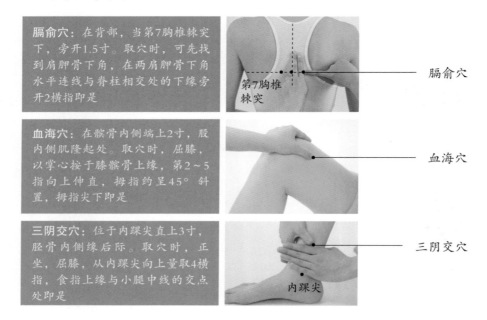

膈俞穴：在背部，当第7胸椎棘突下，旁开1.5寸。取穴时，可先找到肩胛骨下角，在两肩胛骨下角水平连线与脊柱相交处的下缘旁开2横指即是

第7胸椎棘突

膈俞穴

血海穴：在髌骨内侧端上2寸，股内侧肌隆起处。取穴时，屈膝，以掌心按于膝髌骨上缘，第2～5指向上伸直，拇指约呈45°斜置，拇指尖下即是

血海穴

三阴交穴：位于内踝尖直上3寸，胫骨内侧缘后际。取穴时，正坐，屈膝，从内踝尖向上量取4横指，食指上缘与小腿中线的交点处即是

内踝尖

三阴交穴

●按摩方法

1. 双手握拳，用两手拇指指腹同时按揉被按摩者两侧的膈俞穴，适当用力，每次揉按2～3分钟。

2. 用拇指指端分别按揉血海穴、三阴交穴，以产生酸胀麻感为宜，每穴每次揉按2～3分钟。

做做手指操，促进气血通畅

要保持气血畅通，就要让身体动起来，但一些老年的血虚患者，或者糖尿病、心脑血管患者不宜多做运动，怎么办呢？这里教给大家一套手指操。人的手部有三阴三阳六条经脉循行，与全身各脏腑、组织、器官联系密切，经常做做手指操，就能疏通经络，促进全身气血循环。

1. 双手手掌相对合起，开始快速搓动。每个来回计1次，共搓36次。

2. 双手五指尽量分开，指尖逐个相对，指尖相合，手掌分开，然后用力撑顶，一共做36次。

3. 左手摊平手掌，右手握拳，将左手中指指尖对准右手拳头上的后溪穴（微握拳，第5指掌指关节尺侧的近端赤白肉际凹陷处即是），中指与穴位之间保持5~10厘米的距离。然后改换为左手握拳，右手摊掌，交换做36次。

4. 用左手拇指和食指捏右手合谷穴（拇指、食指张开，以其中一只手的拇指指骨关节横纹，放在另一只手的虎口上，当拇指尖下即是），用力按捏，然后换手，共做36次。

5. 将五指尽量分开伸直，然后慢慢将拇指弯下，尽量伸向少府穴（在手掌，横平第5掌指关节近端，第4、5掌骨之间即是）。过程中要注意，其余四指不能弯曲，一共做36次。

6. 用一只手的食指和拇指揉捏另一手手指，从拇指开始，可以旋转按压、搓擦按摩，每指各做10秒钟，连续做15~20次，两手交替进行。

手指操全部做完后，甩甩双手，活动一下手腕，让手部放松即可。

两虚的人要怎么补

》 气阴两虚怎么调

典型症状：既有神疲乏力、心慌气短、自汗等气虚症状，还同时有口燥咽干、口渴、盗汗、手足心热等阴虚症状。

易引发的病证：感冒、咳嗽、支气管炎、心悸、多汗、消渴、便秘等。

治疗原则：益气养阴，气阴同补。

按摩足三里、三阴交，有效改善气阴两虚证

● **定位取穴**

足三里穴：位于小腿外侧，当犊鼻下3寸，胫骨前嵴外1横指处。取穴时，弯腰，将同侧手的虎口围住髌骨的外上缘，其余4指向下，中指指尖处即是	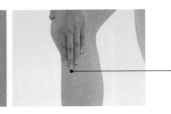 足三里穴
三阴交穴：位于内踝尖直上3寸，胫骨内侧缘后际。取穴时，正坐，屈膝，从内踝尖向上量取4横指，食指上缘与小腿中线的交点处即是	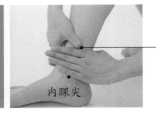 三阴交穴 内踝尖

● **按摩方法**

用拇指指端按压或按揉足三里穴、三阴交穴，稍用力，以产生酸胀麻感为宜，每穴每次按摩5～10分钟。

食疗益气养阴

●将山药、红枣、党参、黄芪等补气食药，与银耳、梨、麦冬、枸杞子等补阴食药搭配食用。

●忌食破气耗气、生冷寒凉、辛辣温燥、肥甘厚腻的食物。

美食推荐——生脉饮

◆ **配方**　西洋参、麦冬、五味子各10克。

◆ **做法**　将上述药材洗净，放入锅中，加入适量清水，大火煮沸后，转小火煨5～10分钟即可。

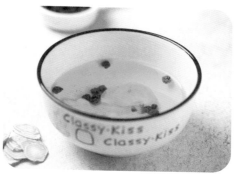

◆ **用法**　每日1剂，代茶饮，西洋参嚼食。

◆ **功效**　补气养阴，生津止渴。对气虚伴有心烦口渴、尿短赤涩、大便干燥、舌燥等阴虚证的人最适合不过。

需要注意的是，如果是气虚很严重的患者，可把方中的西洋参换成人参，能大补元气。

TIPS

　　气阴两虚可以服用益气滋阴汤来调理，也可以通过食用具有益气健脾、滋阴功效的食物和药物来改善。临床上常见的益气健脾滋阴食物有胡萝卜、红豆等，平时可以适当食用，帮助调节气阴两虚，增强体质。根据医生的建议，服用四君子汤、益气滋阴汤或炙甘草汤等具有益气养阴作用的药物，可帮助改善症状。

» 阴阳两虚怎么调

典型症状：既怕冷又怕热；常想喝水，但不能多喝；失眠；易疲惫，耐力差。

易引发的病证：耳鸣、健忘、手脚冰凉、血压高、腰痛、关节痛、阳痿等。

治疗原则：平调阴阳，阴阳并补。

食疗可阴阳并补

●将山药、银耳、梨、麦冬、枸杞子等补阴食药，与羊肉、肉苁蓉等补阳食药搭配食用。

●忌食各种生冷寒凉、辛辣温燥、肥甘厚腻的食物。

美食推荐——枸杞山药羊肉汤

◆ 原料　羊肉300克，枸杞子30克，山药100克，姜片10克，盐适量。

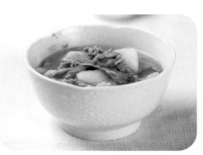

◆ 做法

1. 将羊肉洗净，切片；枸杞子洗净；山药去皮，洗净，切块。

2. 将原料一起放入锅内，加1000毫升水，先用大火煮沸，再用小火煨30分钟，肉熟加盐调味即可。

◆ 功效　调补阴阳，有效改善阴阳两虚症状。

推腹法，最有效的滋阴补阳法

推腹法，也就是揉腹术，可以疏通脏腑经络，调和营卫，舒畅气机。长期练习，可平阴阳，延年益寿。

1. 身体放松，伸掌，双手四指并拢，并排按在心窝处，双手一起按顺时针方向擦揉心窝21圈。（图1）

2. 用双手四指指腹由心窝处向下直推至耻骨联合处（即小腹下部毛际处），动作要慢且轻柔，共推21次，以从心窝到耻骨联合处感觉有热感为佳。（图2）

3. 左手叉腰，用右手四指按顺时针方向绕脐擦腹21圈；右手叉腰，用左手四指按逆时针方向绕脐擦腹21圈，（图3、4）可调和肝脾。

4. 左手拇指在前保持不动，其他四指向后轻捏在侧腰处，右手四指指腹自左乳下直推至左大腿盘骨边，反复推21次；然后换边做，可推降胃气，畅通胸腹气机。（图5）

5. 盘坐，双手放在膝盖上，上半身按顺时针方向摇绕21圈，再按逆时针方向摇绕21圈。（图6）

以上动作做一遍为1次，每天早、中、晚各做1次。

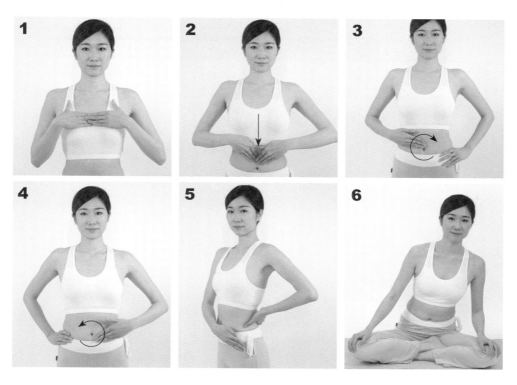

» 气血两虚怎么调

典型症状：既有面色萎黄、唇甲淡白、头发干枯、头晕、失眠等血虚症状，同时还有心悸气短、疲倦乏力、懒言、自汗等气虚症状。

易引发的病证：眩晕、耳鸣、心悸、失眠、便秘、贫血、产后缺乳、月经不调、闭经等。

治疗原则：气血双补。

食疗补气养血

●将补气、补血食物或中药搭配起来食用，比如山药、党参、黄芪、鸡肉等补气食药，可以与红枣、桂圆、黑芝麻、熟地黄、当归、阿胶等补血食药搭配食用。

●忌食破气耗气、生冷寒凉、油腻厚味，以及辛辣刺激性食物，以免加重气血亏虚症状。

艾灸脾俞、足三里、膏肓、气海、血海可补气血

脾俞穴是脾的背俞穴，可以调理脾胃功能。足三里穴是健脾强胃的保健大穴，可增强脾胃功能。膏肓穴是主治各种虚劳及慢性疾患的要穴，气血两虚的人最适宜取膏肓穴施灸，可以起到扶阳固卫、滋补脾胃、调和全身气血的作用，从而补气养血，使身体恢复强壮，再加上补气的气海穴和补血的血海穴，用艾灸施灸这五个穴位就可以达到气血双补的目的。

●艾灸方法

点燃艾条，悬于穴位上方2～3厘米处施灸，每次灸15分钟，至局部产生温热感为宜，隔日1次，10次为1个疗程。

●定位取穴

脾俞穴：位于人体背部，当第11胸椎棘突下，旁开1.5寸处。取穴时，先取肚脐对应的第2腰椎，向上再数3个椎体即是第11胸椎棘突，其下旁开2指即是

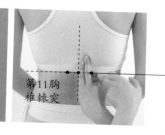

第11胸椎棘突

———— 脾俞穴

足三里穴：位于小腿外侧，当犊鼻下3寸，胫骨前嵴外1横指处。取穴时，弯腰，将同侧手的虎口围住髌骨的外上缘，其余4指向下，中指指尖处即是

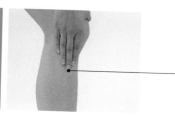

———— 足三里穴

膏肓穴：在背部，第4胸椎棘突下，正中线旁开3寸处。取穴时，低头，先找到颈部突起的第7颈椎，向下数4个椎骨是第4胸椎，在其下缘旁开4横指即是

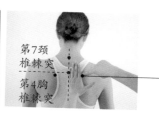

第7颈椎棘突

第4胸椎棘突

———— 膏肓穴

气海穴：位于人体下腹部正中线上，当脐下1.5寸处。取穴时，从肚脐向下量取2横指即是

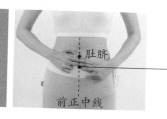

肚脐

前正中线

———— 气海穴

血海穴：在髌底内侧端上2寸，股内侧肌隆起处。取穴时，屈膝，以掌心按于膝髌骨上缘，第2~5指向上伸直，拇指约呈45°斜置，拇指尖下即是

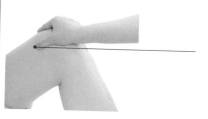

———— 血海穴

第三章

实要泻：外实、内实治法大不同

有气滞的人如何行气疏滞

典型症状：胸胁脘腹闷胀、胀痛、窜痛、攻痛、时轻时重，或部位移动，常在嗳气、肠鸣、排气、叹息之后减轻，多因情志变化而加重或减轻等。

易引发的病证：头痛、眩晕、胃痛、积食、瘀血、胁肋痛、腰痛、心绞痛、便秘、抑郁症、月经不调、乳腺增生、子宫肌瘤等。

治疗原则：行气疏滞。

》 你为什么会有气滞

外感六邪，使脏腑功能失调，人体内营卫之气局部运行缓慢或停滞所致

嗜食油腻、甜食，血脂过高，或饮食过咸，或饮水不足，使血液过分黏稠所致

各种慢性炎症引起局部组织瘀血、水肿、粘连，或水湿痰饮、瘀血、宿食等病理产物停积于局部，阻气滞机升降出入所致

气滞的原因

情志不遂，久郁伤肝，使肝失疏泄所致

缺乏运动锻炼，心肌收缩力减弱，气血运行迟缓所致

气虚、阳虚，推动功能减退或阴寒凝滞，导致气血运行迟缓或淤积所致

147

» 中医内调行气疏滞法

行气疏滞应遵循的饮食原则

1. 饮食清淡，少量多餐，切忌暴饮暴食，以免损伤脾胃功能，加重气滞症状。

2. 多吃能理气、行气的食物，如白萝卜、金橘、山楂等。

3. 忌食甘薯、芋艿、蚕豆、栗子、大豆等容易胀气的食物。

4. 忌食肥甘厚味的食物，以免血脂过高，使血液过分黏稠而加重气滞。

最值得推荐的五种行气疏滞食物

理气行气食物	理气行气功效	注意事项
白萝卜	味辛、甘，性凉，归肺、胃经，可下气宽中、消食化滞，用于食积腹胀、消化不良、胃纳欠佳、恶心呕吐等证	脾胃虚寒、胃及十二指肠溃疡、慢性胃炎患者忌食
胡萝卜	味甘，性平，归脾、肺经，可行气化滞、健脾消食，主治食积气滞、食欲不振、饱闷气胀等证	体弱气虚及严重的脾胃虚寒者忌食
韭菜	味甘、辛，性温，归肝、肾、胃经，具有行气导滞、补肾温阳、润肠通便等作用，用于反胃、肠炎、吐血、胸痛、便秘、阳痿、遗精等证	阴虚火旺、眼病和胃肠虚弱者均应少食
金橘	味酸、甘，性温，归肝、胃经，可行气解郁、生津消食、化痰利咽，用于胸闷郁结、食欲不振等证	消化性溃疡患者忌食
山楂	味酸、甘，性微温，归脾、胃、肝经，可行气疏滞、消食健胃，用于肝脾不和、脘腹胀满胀痛、饮食停滞等证	脾胃虚弱、反酸、胃灼热、实热内盛、表邪未解者及孕妇忌食

最值得推荐的六种行气疏滞中药

理气行气中药	理气行气功效	用法用量	注意事项
陈皮	性温，味苦、辛，归肺、脾经，有理气健脾、燥湿化痰之功效，用于脘腹胀满、食少吐泻、咳嗽痰多等证	3～9克，煮粥，泡水，水煎，入丸或散	阴津亏损、内有实热者及吐血症患者忌用
青皮	性温，味苦、辛，归肝、胆、胃经，可疏肝破气、消积化滞，用于胸胁胀痛、疝气、乳核、乳痛、食积腹痛等证	3～9克，煮粥，水煎，泡茶或入丸、散	气虚者忌用
木香	性温，味辛、苦，归脾、胃、大肠、三焦、胆经，可健脾和胃、疏肝理气、行气止痛，用于脘腹胀痛、食积不消、胁痛、咳嗽气喘等证	1.5～6克，煮粥，水煎，也可以入丸、散	忌久煎，阴虚火旺、胃气虚弱者应忌用
枳壳	性微寒，味苦、辛、酸，归脾、胃经，可理气宽中、行滞消胀，用于胸胁气滞、胀满疼痛、食积不化等证	3～9克，水煎或入丸、散	脾胃虚弱者及孕妇慎服
香橼	性温，味辛、苦、酸，归肝、脾、肺经，可疏肝理气、行气止痛，用于肝胃气滞、胸胁胀痛、脘腹痞满、呕吐嗳气等证	3～9克，水煎或入丸、散	阴虚血燥、气虚者及孕妇慎服
香附	性平，味辛、微苦、微甘，归肝、脾、三焦经，可行气解郁、调经止痛，用于肝郁气滞、胸胁脘腹胀痛、消化不良、乳房胀痛、月经不调等证	6～9克，水煎或入丸、散	凡气虚无滞、阴虚血热者及孕妇忌服

149

» 中医外治：这么做可行气疏滞

按摩膻中、章门宽胸理气、疏肝健脾

膻中穴是任脉上的重要穴位，《黄帝内经》中说："膻中者，为气之海。"膻中穴又是八汇穴的气汇，所以按摩此穴，能宽胸理气、活血通络，可用于治疗气机不畅所致的胸痹、心痛、咳嗽、气喘、哮喘、乳腺增生等证。章门穴是肝经上的重要穴位，亦是脾之募穴，经常按摩此穴，可疏肝健脾，改善肝脾气滞所致的腹痛、腹胀、肠鸣、呕吐、消化不良等证。

●定位取穴

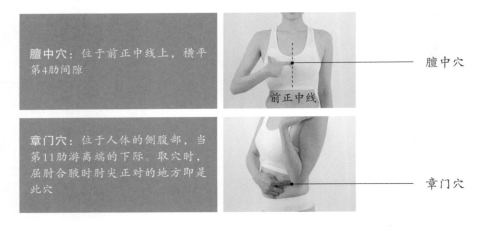

膻中穴：位于前正中线上，横平第4肋间隙

前正中线

膻中穴

章门穴：位于人体的侧腹部，当第11肋游离端的下际。取穴时，屈肘合腋时肘尖正对的地方即是此穴

章门穴

●按摩方法

1. 用拇指指腹先顺时针按揉膻中穴20次，然后再逆时针按揉20次，反复10次。或者两手握空拳，用拳心捶打胸口，两拳有规律地交替进行，每次捶打1～3分钟。

2. 食指、中指并拢，用指腹分别揉按两侧的章门穴，每次揉按2～3分钟，以有胀痛的感觉为度。

八段锦——双手托天疏通三焦气机

三焦为六腑之一，是分布于胸腹腔的一个大腑，位于躯体和脏腑之间的空腔，是上、中、下三焦的合称。中医认为，三焦主司输布元气和运行水谷、水液，是调动运化人体元气的器官，负责合理地分配使用全身的气血和能量，所以，保证三焦气机畅通至关重要。通过下面运动，两手一升一降，缓慢用力，保持抻拉，能疏通三焦气机，进而促使全身上下的气机流通、气血调和、水液布散，从而使周身都得到元气和津液的滋养。

●动作分解

1. 两脚分开，自然站立，双手掌心向上，中指相接置于小腹。（图1）

2. 吸气，两手上提到胸部处。（图2）

3. 呼气，翻转掌心，向上如同托举重物，提胸收腹，使两臂充分伸展。同时缓缓抬头上观，目视两掌。（图3）

4. 吸气，翻转掌心朝下，缓缓下落，如拉双环，含胸松腹，呼气，气沉丹田。（图4）

反复6次，复原。

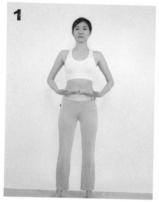
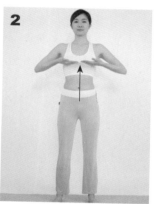
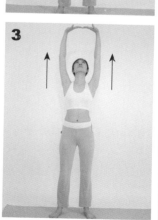
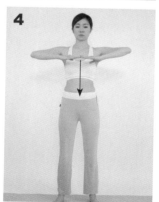

有水湿痰饮的人如何化湿祛痰

典型症状：胸部痞闷、咳嗽、痰多、恶心、呕吐、腹泻、心悸、眩晕、关节疼痛或肿胀、身体水肿、倦怠乏力、精神差等。

易引发的病证：暑湿感冒、支气管炎、泄泻、水肿、肥胖、失眠、头痛、眩晕、痤疮、湿疹、带下病、风湿性关节炎等。

治疗原则：健脾祛湿，温阳化气。

» 你为什么会有水湿痰饮

阳虚生内寒，使津液停聚而成饮

气候潮湿，或涉水冒雨，居住潮湿等导致水湿

过度饮酒、过食肥甘厚味的食物，生湿化热而成痰饮

水湿痰饮的成因

肺、脾、肾、三焦、膀胱等脏腑气化功能失常，水液代谢障碍，以致水津停滞

过食生冷寒凉食物，损伤脾胃，聚湿生痰

阴虚内热、七情过激化火，煎灼津液而成痰

久坐不动或体力活动少，使脾虚失健，津液不得运化输布，停聚而生湿

» 中医内调利水除痰湿法

利水除痰湿应遵循的饮食原则

1. 饮食要清淡、易消化，养护好脾胃，脾气健运，湿邪自祛。
2. 忌食生冷寒凉、肥甘厚味的食物。
3. 常吃具有健脾益气、除湿利尿作用的食物，如薏米、赤小豆、冬瓜、丝瓜、扁豆、鲫鱼等。

最值得推荐的五种利水除痰湿食物

利水除痰湿食物	利水除痰湿功效	注意事项
薏米	味甘、淡，性凉，归脾、胃、肺经，可健脾益胃、利水祛湿，用于脾胃虚弱所致的食欲不振、泄泻、水肿等证	脾虚无湿、便秘、滑精、小便多者及孕妇忌食
赤小豆	味甘、酸，性平，归心、小肠经，有健脾去湿、利水消肿之效，常用于水肿胀满、脚气、肢肿、小便不利等证	尿多、尿频者少食，阴虚无湿热、小便清长者忌食
冬瓜	味甘、淡，性凉，归肺、大肠、小肠、膀胱经，可清热、利水、消肿，用于肝硬化腹腔积液、肾炎水肿、胀满、脚气等证	体质虚寒、虚寒肾冷、久病滑泄、痛经者应忌食
扁豆	味甘，性平，归脾、胃经，可健脾和中、化湿利尿、补虚止泻，用于脾虚泄泻、食欲不振、胸闷腹胀、呕吐、水肿、赤白带下、暑湿吐泻等证	忌未熟透就食用，以免中毒；寒热病患者忌食
鲫鱼	味甘，性平，归脾、胃、大肠经，有健脾开胃、和中补虚、利水除湿之功效，用于脾胃虚弱、食欲不振、体虚乏力、呕吐或腹泻、水肿、小便不利等证	感冒发热者忌食；忌红烧、干烧、煎炸，否则健脾祛湿效果会减弱

最值得推荐的六种利水除痰湿中药

利水除痰湿中药	利水除痰湿功效	用法用量	注意事项
茯苓	味甘、淡，性平，归心、脾、肺、肾经，能健脾和中、利水渗湿，为除湿之圣药，用于脾虚水肿、呕逆、泄泻、小便不利、痰饮咳逆等证	10～15克，水煎服，煲汤，煮粥或入丸、散	气虚下陷、肾虚多尿、虚寒精滑、津伤口干者忌服；忌与米醋、白蔹、牡蒙、地榆、雄黄、秦艽、龟甲同用
半夏	味辛，性温，有毒，归脾、胃、肺经，可燥湿化痰、降逆止呕、消痞散结，用于痰多咳喘、风痰眩晕、痰厥头痛、呕吐反胃、胸脘痞闷等证	3～9克，水煎或入丸、散	一切血证及阴虚燥咳、津伤口渴者忌服，忌与乌头类药材同用
白术	味甘、苦，性温，归脾、胃经，可健脾益气、燥湿利水，用于脾虚泄泻、胃热食少、水肿、湿痹酸痛、小便不利等证	6～12克，水煎，煮粥，煲汤，熬膏，研末或入丸、散	热证、阴虚燥渴、食积腹胀者忌食
藿香	味辛，性微温，归脾、胃、肺经，可醒脾健胃、利湿止呕、祛暑解表，用于暑湿感冒、呕吐泄泻、胃寒疼痛、胸闷腹胀等证	3～10克，煮粥，泡茶，水煎，入丸、散	阴虚火旺、胃热欲呕者忌用
泽泻	味甘、淡，性寒，归肾、膀胱经，有利水渗湿、泄热通淋之效，用于水湿内停之尿少、水肿、泻痢及湿热淋浊等证	6～10克，煎汤或入丸、散	肾虚精滑、无湿热者忌服
苍术	味辛、苦，性温，归脾、胃、肝经，燥湿力强，可燥湿健脾、祛风散寒，用于脘腹胀满、泄泻、水肿、风湿痹痛等证	3～9克，水煎服，熬膏或入丸、散	阴虚内热、气虚多汗者忌服

» 中医外治：这么做可利水除痰湿

按摩丰隆、中脘、水分穴

● 定位取穴

丰隆穴：位于小腿前外侧，外踝尖上8寸，胫骨前肌外缘；条口外侧1横指处。取穴时，正坐屈膝，先找到外膝眼与外踝尖连线的中点，再找到胫骨前缘外侧2横指，和刚才那个中点平齐的地方即是

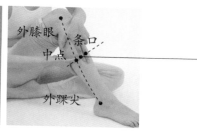

外膝眼　条口
中点
外踝尖
丰隆穴

中脘穴：位于腹部前正中线上，脐中上4寸。取穴时，胸骨下端和肚脐连接线中点处即是

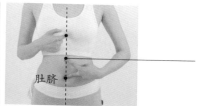

肚脐
中脘穴

水分穴：位于上腹部，前正中线上，当脐中上1寸。取穴时，从肚脐向上量取1拇指的宽度即是

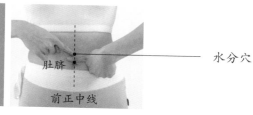

肚脐
前正中线
水分穴

● 按摩方法

1. 用拇指指端按揉丰隆穴，每次按揉2～3分钟。

2. 食指、中指并拢，用指腹分别按压中脘穴、水分穴各2分钟。

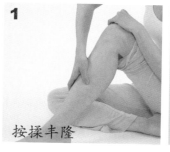

1 按揉丰隆

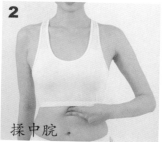

2 揉中脘

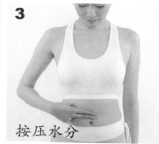

3 按压水分

锻炼腰部，疏通经络，激发肾阳，排出水湿痰饮

腰是沟通人体上下的部位，人体大多数经络都从腰部通过，而且中医认为，腰为肾之府，人的两肾在腰部之内，所以，经常锻炼腰部，可以疏通腰部的经络气血，增强肾脏功能，激发肾脏阳气，有助于排出体内的水湿痰饮。这里，就教大家一套简单易做的锻炼腰部的方法。

1. 转腰：自然站立，双脚分开与肩同宽，双手叉腰，四指并拢在前，拇指在后压住腰眼，虎口顶住腰侧部，按顺、逆时针方向各转腰20圈。

2. 搓腰：全身放松，双手搓热，紧按到两侧腰眼处，然后顺着腰椎两旁，双手上下用力搓动，向上搓到两臂后肘尽处，向下搓到尾骨，连续反复搓36次，以局部发热为宜。在这个过程中要注意调整呼吸，尽可能呼吸得深一些，以增强肾的功能。

3. 叩腰：两手轻轻握拳，拳眼向下，同时用两拳的掌面轻叩肾俞穴、命门穴，每穴左右拳各叩36次。

4. 摩腰：两手轻握拳，拳眼向上，以掌指关节突出部分在两侧腰眼穴处做旋转摩揉，先以顺时针方向旋摩18圈，再以逆时针方向旋摩18圈，两侧可同时进行，也可先左后右进行。

5. 抓腰：两手反叉腰，拇指在前，其余四指放在腰椎两侧，用四指指腹向外抓擦皮肤，稍用力，反复抓擦36次，但注意不要让指甲划伤皮肤。

•中医理论
•养生方法
•健康自测
•书单推荐

扫码领取

有瘀血的人如何活血化瘀

典型症状：刺痛，且痛位固定；青紫色或青黄色肿块，位置固定，有压痛；出血，呈暗紫色，或夹有血块；发绀，肌肤甲错等。

易引发的病证：头痛、健忘、动脉硬化、脑卒中、心绞痛、黑眼圈、黄褐斑、老年斑、月经失调、痛经、闭经等。

治疗原则：活血化瘀。

» 你为什么会有瘀血

气为血之帅，气行则血行，气滞血亦滞，气滞必致血瘀

气行则血行，气虚则运血无力，血行迟滞而致瘀，或气虚不能统摄血液，血溢脉外而为瘀

热入血脉，血热互结，或使血液黏滞而运行不畅，或迫血妄行，溢于脏腑组织之间，均可导致瘀血

瘀血的原因

由于各种外伤或内出血等原因，使血离经脉，停留体内，不能及时消散或排出体外，或血液运行不畅，而直接形成瘀血

感受外寒，或阴寒内盛，使血液凝涩，运行不畅，而致瘀血

情绪长期抑郁，肝失疏泄，气机不畅，造成血瘀

》 中医内调活血化瘀法

活血化瘀应遵循的饮食原则

1.饮食宜清淡，忌食生冷寒凉、肥甘厚味或辛辣上火食物。

2.多吃些具有活血祛瘀作用的食物，比如山楂、黑豆、黑木耳、韭菜等，或者用活血化瘀的中药做成药膳食用，效果也很好。

3.气虚致血瘀者应多吃些健脾益气的食物或中药，比如山药、党参等。

4.气滞血瘀者应多吃行气散瘀的食物，气顺了，血液就通畅了。

最值得推荐的五种活血化瘀食物

活血化瘀食物	活血化瘀功效	注意事项
山楂	味酸、甘，性微温，归脾、胃、肝经，可行气散瘀、消食健胃，用于肉食积滞、胃脘胀满、泻痢腹痛、瘀血经闭、产后瘀阻、高脂血症等证	脾胃虚弱、反酸胃灼热、实热内盛、表邪未解者及孕妇忌食
黑豆	味甘，性平，归脾、肾经，可活血、利水、祛风，适用于水肿胀满、风毒脚气、黄疸水肿等证	孕妇忌食，腹胀者应慎食
黑木耳	味甘，性平，归胃、肝、大肠经，能补气血、活血止血、舒筋活络，适用于血瘀气亏、四肢抽搐、跌打损伤等证	有出血性疾病者忌食，孕妇不宜多吃
醋	味酸、苦，性温，归肝、胃经，有活血化瘀、消食化积的作用，适用于血瘀、食积腹胀、消化不良等证	脾胃湿甚、痿痹、筋脉拘挛及外感初起者忌食
韭菜	味辛，性温，归肝、肾、胃经，其辛辣气味可散瘀活血、行气导滞，适用于跌打损伤、反胃、肠炎、胸痛等证	阴虚内热及疮疡、目疾患者均忌食

最值得推荐的六种活血化瘀中药

活血化瘀中药	活血化瘀功效	用法用量	注意事项
姜黄	性温，味辛、苦，归脾、肝经，可破血行气、通经止痛，用于心腹痞满胀痛、胸胁刺痛、风湿肩臂疼痛、妇女血瘀经闭、产后瘀痛等证	3～9克，水煎服或入丸、散	血虚而无气滞血瘀者忌服
桃仁	性平，味甘、苦，归心、肝、大肠经，可活血祛瘀、润肠通便，用于经闭、痛经、症瘕痞块、跌打损伤、肠燥便秘等证	5～9克，水煎，煮粥，做饼或入丸、散	孕妇、咯血者忌食，月经量多、有出血倾向、脾虚便溏者慎用
红花	性温，味辛，归心、肝经，可活血通经、散瘀止痛，用于经闭、痛经、恶露不行、症瘕痞块、跌打损伤、疮疡肿痛等证	3～9克，水煎，煮粥或入丸、散	孕妇、月经量多及有出血倾向者忌用
丹参	性微寒，味苦，归心、肝经，可祛瘀止痛、活血通经，用于月经不调、经闭、痛经、症瘕积聚、胸腹刺痛、热痹疼痛、疮疡肿痛等证	9～15克，水煎，煮粥，泡茶，浸酒或入丸、散	无血瘀证者、月经量多者及孕妇忌用，忌与藜芦同用
川芎	性温，味辛，归肝、胆、心包经，可行气开郁、活血祛瘀、祛风止痛，主治胸胁疼痛、头痛、风湿痹痛、症瘕结块、月经不调、经闭、痛经、产后瘀痛等证	3～9克，煎汤，研末，泡茶，浸酒或入丸、散	阴虚火旺、上实下虚、气虚出血者及孕妇忌用
益母草	性微寒，味苦、辛，归肝、膀胱、心包经，可活血调经、祛瘀生新、利尿消肿，用于月经不调、痛经、恶露不尽、水肿、尿少等证	9～30克，水煎或入丸、散	阴虚血少者及孕妇忌食，月经量多、有出血倾向者慎食

159

» 中医外治：这么做可活血化瘀

腹式呼吸调畅全身气血

中医认为，腹部为"五脏六腑之宫城，阴阳气血之发源"，是人体气机升降的枢纽，一旦此处气机不畅，必然会影响全身的血液运行，而腹式呼吸就是对脏腑器官及腹部经络进行的一种良性按摩。这是因为，做腹式呼吸时，腹肌一张一弛，不仅可以使气机上下贯通，还能够疏通腹部的经络，调畅全身气血，达到活血化瘀的目的。

●顺腹式呼吸：仰卧，身体放松，右手放在腹部肚脐，左手放在胸部，双眼微闭；舌尖抵住上腭，由鼻慢慢吸气，同时胸部保持不动，腹部缓缓向外鼓出至最大限度，这个过程控制在5~6秒；屏息1秒，然后用口将气徐徐呼出，同时胸部保持不动，腹部慢慢回缩至最大限度，这个过程也控制在5~6秒。每口气坚持10~15秒钟，循环往复，每次练习20~30分钟，以身体微热、微汗为宜。

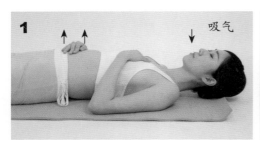
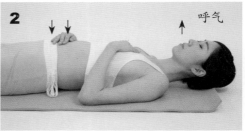

●逆腹式呼吸：盘坐，身体放松，腰身挺直，双眼微闭；舌尖抵住上腭，由鼻慢慢吸气，腹腔缓缓向内回缩，同时紧缩会阴、肛门、双臀，将肚脐尽力收缩，这个过程控制在5~6秒；屏息1秒，然后用口将气徐徐呼出，同时腹部向外慢慢鼓出，这个过程也控制在5~6秒；每口气坚持10~15秒钟，每次练习30分钟，以身体微热、微汗为宜。

常梳头，也是活血化瘀的好方法

中医认为，头为"诸阳之会、精明之府"，人体的十二条经脉，都在头部交汇，而且头部还有近50个穴位，人体五脏六腑的气血也都聚于头部。经常梳头，可有效刺激这些经络和穴位，起到疏经活络、调理脏腑、活血化瘀的作用。

●梳头的两种方法

1. 用手指梳头：双手五指微张，手指屈曲，以指端着力深触头皮；吸气，从前额的发际向颈后的发根处梳，再从头部两侧由前及后进行梳理；呼气，两手放松，向身体两侧用力甩一下。（图1、2、3、4）重复以上动作，每次梳2～3分钟，每天早、晚各梳1次。

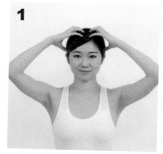
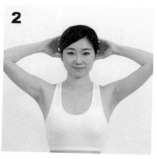
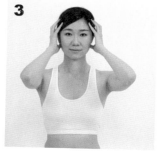
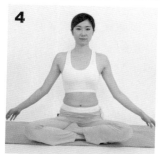

2. 用梳子梳头：全身放松，手持梳子与头皮成90°角，梳齿深触头皮；以头顶的百会穴为中心，顺着头发生长的方向梳刮，连梳6下；换个角度继续梳，要围绕头部梳刮一圈，确保每块头皮都被梳（按摩）到。（图5）重复以上动作，反复梳至头皮微微发热、发麻为宜，每天早、晚各梳1次。

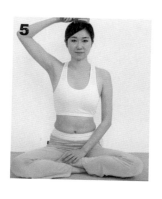

有宿食的人如何消食导滞

典型症状：胸脘痞闷、腹部胀满、纳差、嗳腐吞酸、舌苔厚腻、大便干燥或酸臭、矢气臭秽等。

易引发的病证：发热、咳嗽、便秘、腹泻、睡眠不安、脾气暴躁、小儿夜啼等。

治疗原则：健脾和胃，消食导滞。

》 你为什么会有宿食

久坐不动，缺少运动，肠胃蠕动减慢，消化腺分泌的消化液减少，而致宿食

脾胃运化失常，或脾胃有寒，消化吸收功能减弱，食物经宿不消，停积胃肠

饮食过量，暴饮暴食，超过了脾胃负荷，损伤脾胃功能，使消化吸收能力变差，形成宿食

宿食的原因

饮食无规律，没有定时、定量进食，损伤胃气，影响消化吸收功能，导致饮食阻滞

过食肥甘厚味，脾胃负担过重，无法消化吸收，导致饮食积滞

生活或工作压力过大，精神紧张，影响消化能力，容易引发饮食失调

» 中医内调消食导滞法

消宿食应遵循的饮食原则

1. 调整饮食结构，以清淡、稀软、易消化的食物为主，忌食肥甘厚味的食物，比如肉类、油炸食品等，以免加重脾胃负担，使积食更严重。

2. 一日三餐要定时定量，不能饥一顿饱一顿，影响消化功能的正常运转。

3. 饮食有节制，每顿饭吃八分饱即可，切忌暴饮暴食，尤其是晚饭更要少吃。

4. 常吃些具有健脾和胃、消食导滞作用的食物，比如山楂、白萝卜等，或者用消食导滞的中药制成药膳。

最值得推荐的四种消食导滞食物

消食导滞食物	消食导滞功效	注意事项
山楂	味酸、甘，性微温，归脾、胃、肝经，可消食健胃、行气散瘀，用于肉食积滞、脘腹胀满胀痛、小儿乳食停滞、腹痛泻痢等证	脾胃虚弱、反酸、胃灼热、实热内盛、表邪未解者忌食，胃酸过多者及孕妇慎食
白萝卜	味辛、甘，性凉，归肺、胃经，可下气宽中、消食化滞、开胃健脾、顺气化痰，用于食积腹胀、消化不良、胃纳欠佳、恶心呕吐、泛吐酸水、慢性痢疾等证	脾胃虚寒或阴盛偏寒体质者少食，胃及十二指肠溃疡、慢性胃炎患者忌食
菠萝	味甘、酸，性微寒，归胃、肾经，可健脾消积、解渴、祛痰，改善消化不良、食积等证	高血糖、对菠萝过敏及肠胃不好者忌食生菠萝
柑橘	味甘、酸，性微寒，归肺、胃经，可开胃消食、理气、止咳润肺，改善消化不良、食欲不振等证	糖尿病、胃溃疡、泌尿结石、风寒咳嗽者忌食

163

最值得推荐的六种消食导滞中药

消食导滞中药	消食导滞功效	用法用量	注意事项
木香	味辛、苦，性温，归脾、胃、大肠、三焦、胆经，可健脾消食、疏肝理气、行气止痛，主治脘腹胀痛、食积不消、不思饮食、呕吐、腹痛腹泻等证	3～6克，煮粥，水煎或入丸、散	忌久煎。阴虚火旺、胃气虚弱者忌用
莱菔子	味辛、甘，性平，归脾、胃、肺经，可和胃消食、下气化痰，用于饮食停滞、脘腹胀痛、大便秘结、积滞泻痢、痰壅喘咳等证	5～12克，水煎，煮粥，也可以入丸、散	气虚体质、痰滞者慎食，忌与人参同食
鸡内金	味甘，性平，归脾、胃、小肠、膀胱经，可健脾胃、消积滞，主治食积胀满、呕吐反胃、食欲不振、小儿疳积等证	3～9克，煮粥，水煎，研末，入丸或散	脾虚无积滞者慎食，忌与苹果、柿子、茶叶、咖啡同食
枳实	味苦、辛、酸，性微寒，归脾、胃经，可破气消积、化痰散痞，用于积滞内停、痞满胀痛、泻痢后重、大便不通等证	3～9克，煮粥，水煎，研末，入丸或散	孕妇慎用
神曲	味甘、辛，性温，归脾、胃经，可健脾和胃、消食化积，用于饮食停滞、消化不良、脘腹胀满、食欲不振、呕吐泻痢等证	10～15克，水煎，煮粥或入丸、散	脾阴不足、胃火盛及孕妇应慎服
砂仁	味辛，性温，归脾、胃、肾经，可温胃醒脾、行气消食、理气和中，主治脘腹胀痛、不思饮食、恶心呕吐、泄泻等证	3～6克，煮粥，研末，水煎（后放入），也可以入丸、散	阴虚血燥、火热内炽、肺结核、支气管扩张、干燥综合征者忌用

» 中医外治：这么做可消宿食

捏脊，强健脾胃消宿食

捏脊，简单地说就是用手指捏起脊背上的皮肉，可以疏通经络、振奋脏腑阳气、调理脏腑功能，特别是能强健脾胃的消化吸收功能，对消除饮食积滞效果特别好，所以又称"捏积"。只要掌握了手法，捏脊就很简单，即使没有宿食，每天捏几遍，也会起到很好的养生保健作用。

●定位取穴

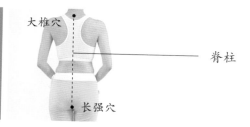

捏脊部位：从长强穴（尾骨尖端与肛门连线的中点处）到大椎穴（颈后平肩的骨突部位）

大椎穴

脊柱

长强穴

●捏脊的两种手法

1. 被捏者俯卧，操作者将拇指指腹与食指、中指指腹对合，拇指在后，食指、中指在前，自腰骶开始，沿脊柱交替向前捏捻皮肤，每向前捏捻三下，用力向上提一下，至大椎穴为止，然后以食指、中指、无名指端沿着脊柱两侧向下梳抹。（图1）反复捏4遍。

2. 被捏者俯卧，操作者将两手的中指、无名指和小指握成半拳状，食指半

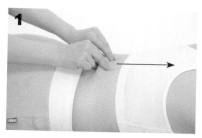

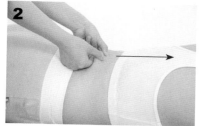

屈，侧面与拇指对合，拇指在前，食指在后，向前捻捻。每向前捻捻三下，用力向上提一下，至大椎穴为止，然后以食指、中指、无名指指端沿着脊柱两侧向下梳抹。（图2）反复捏4遍。

需要注意的是，捏脊时，被捏者宜空腹，或饭后2小时进行；在操作时，所捏皮肤多少和用力大小要适当，而且要直线向前，不可歪斜，不可捏捏放放。

经常摩腹可消宿食

摩腹，就是对腹部进行按摩，用老百姓的话说就是"揉肚子"。因为消化器官都在腹部，所以经常摩腹能促进肠胃蠕动，起到健脾和胃、消食化滞的功效。有宿食的人不妨每天抽出一些时间来做一做。

●操作方法

1. 摩揉全腹：用手掌掌面或食指、中指、无名指和小指并拢，在全腹做顺时针环形摩动，从上到下，从左到右，每次20~30分钟，以腹腔内感到温热为宜。（图1、2、3、4、5）

2. 分推腹阴阳：用双手拇指的桡侧缘或四指指腹，沿肋弓边缘，或自中脘（上腹部，脐中上5寸）至脐，向两旁分推。（图6、7、8、9）每次推5~10分钟，以感到舒适、温热为宜。

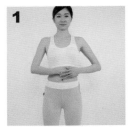

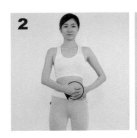
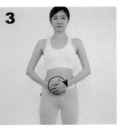
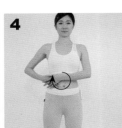
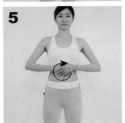

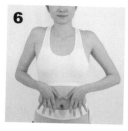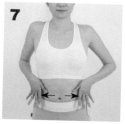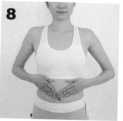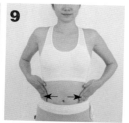

●注意事项

1. 按摩时，要有力道透进去的感觉，就是感觉很有劲，但不觉得痛。

2. 摩腹时，如果腹内出现温热感、饥饿感，或产生肠鸣音、排气等，属于正常反应，不要过于担心。

3. 消化道出血、腹部有急性炎症、癌症或腹部皮肤有化脓性感染的患者，均不宜摩腹。

小儿积食的推拿法

小孩子天生脾胃虚弱，在饮食上又不懂得节制，如果家长喂养方法不科学，就很容易出现积食，这里教给大家一个专治小儿积食的推拿法，操作简单，家长们可以经常为孩子推拿一下。

●揉板门

【定位】手掌面大鱼际平面。

【操作】家长用拇指指腹按揉孩子的板门穴，使该处的皮下组织随手指的揉动而滑动，不要在皮肤上摩擦，顺时针、逆时针都可以，揉100～200次。操作时，也可用一只手扶住孩子的手，另一只手拇指按揉。

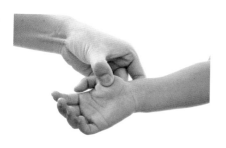

揉板门

第四章

寒靠祛：寒邪祛除病不生

外寒：给身体发发汗可散寒

典型症状：恶寒、发热、无汗、头痛、脘腹冷痛、肠鸣腹泻等。

易引发的病证：感冒、咳嗽、支气管炎、泄泻、头痛、肩周炎、腰痛等。

治疗原则：疏风散寒，辛凉解表。

» 怎么吃可以发汗散寒

祛外寒应遵循的饮食原则

1. 适当多吃五谷杂粮、肉类、蛋类、鱼、坚果等，可增加热能，起到祛寒保暖的作用。

2. 多吃些性温味辛的食物，少吃生冷寒凉、黏硬的食物。

最值得推荐的三种祛外寒食物

祛外寒食物	祛外寒功效	注意事项
生姜	味辛，性微温，归肺、脾、胃经，可解表散寒、温中止呕，常用于风寒感冒、胃寒呕吐、寒痰咳嗽、寒性腹泻、寒性痛经等证	阴虚内热、胃热、胃溃疡患者应忌食，忌食烂姜
葱白	味辛，性温，归肺、胃经，可发汗解表、散寒通阳，用于外感风寒所致的发热、恶寒、腹泻等证	表虚多汗者忌食
香菜	味辛，性温，归肺、脾经，味香，内通心脾，外达四肢，能辟不正之气，发表透疹，用于感冒无汗、麻疹不透等证	癌症、慢性皮肤病和眼病、气虚体弱、胃及十二指肠溃疡患者不宜多食

最值得推荐的七种祛外寒中药

祛外寒中药	祛外寒功效	用法用量	注意事项
防风	味辛、甘，性微温，归膀胱、肝、脾经，可解表祛风、胜湿止痉，治疗外感风寒所致的发热、头痛等证	4.5～9克，水煎或入丸、散	血虚痉急或非风邪所致的头痛患者忌服
荆芥	味辛，性微温，归肺、肝经，可发汗解表、祛风透疹，治疗风寒表证，如发热恶寒、无汗、头痛、身痛等证	4.5～9克，水煎或入丸、散	表虚自汗、阴虚头痛者忌服
麻黄	味辛、微苦，性温，归肺、膀胱经，能发汗散寒、散风透疹，用于风寒感冒、发热恶寒、无汗、头痛、鼻塞、骨节疼痛等证	2～9克，水煎服（宜先煎）或入丸、散	素体虚弱而自汗、盗汗、气喘、阴虚伤食者忌服
香薷	味辛，性微温，归肺、脾、胃经，有发散风寒、发汗解表的作用，常用于暑湿感冒、恶寒发热、头痛无汗、腹痛吐泻、小便不利等证	3～9克，用水煎服	表虚、阴虚有热者忌服
紫苏	味辛，性温，归肺、脾经，能发汗散寒、行气宽中、解郁止呕，用于风寒表证，如恶寒、发热、无汗等证，常配生姜同用	5～9克，水煎服，炒食，煲汤或入丸、散	气虚多汗者忌食，本品芳香，不宜久煮
细辛	味辛，性温，归心、肺、肾经，可祛风散寒、通窍止痛、温肺化饮，用于风寒感冒、头痛、鼻塞、风湿痹痛、痰饮喘咳等证	1～3克，水煎服或入丸、散	气虚多汗、血虚头痛、阴虚咳嗽者忌服。忌与藜芦同用
羌活	味辛、苦，性温，归膀胱、肾经，可散寒、祛风、除湿、止痛，用于风寒感冒、头痛、风湿痹痛、肩背酸痛等证	3～9克，水煎服，泡酒或入丸、散	血虚痹痛患者忌服

》 中医有哪些祛寒暖身的好方法

艾灸大椎穴、风门穴、风池穴排除寒气

● 定位取穴

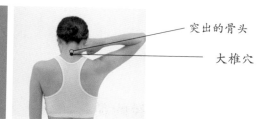

大椎穴：在脊柱区，第7颈椎棘突下凹陷中。取穴时，正坐低头，用手可摸到脖子后方最突出的一块骨头，就是第7颈椎，该处下方的空隙处即是

突出的骨头

大椎穴

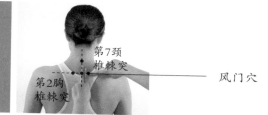

风门穴：在背部第2胸椎棘突下，旁开1.5寸。取穴时，先找到颈后高骨（第7颈椎棘突），向下2个椎体，再向旁边量取2横指即是

第7颈椎棘突

第2胸椎棘突

风门穴

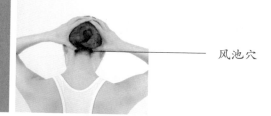

风池穴：人体颈后区枕骨之下，胸锁乳突肌上端与斜方肌上端之间的凹陷中。取穴时，用双手掌心贴住耳朵，十指自然张开抱头，拇指往上推，在脖子与后发际的交接线各有一凹陷处即是

风池穴

● 艾灸方法

施灸者手执点燃的艾条，对准穴位，距皮肤2～3厘米，以被施灸者感到穴位处温热、舒适为度。每穴每次艾灸10～20分钟。

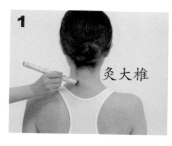

1　灸大椎

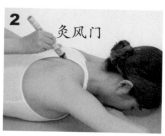

2　灸风门

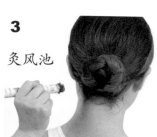

3　灸风池

敲胆经除寒气

寒气会侵袭人体的各个部位，其中大腿外侧是容易被寒气侵入的部位之一，而这里正是足少阳胆经的循行路线，所以，寒气会积存在胆经中，阻碍经络气血的流通。那么，怎样把胆经中积存的寒气清除出去呢？就是敲胆经。经络疏通了，气血畅通，寒邪排出，身体自然而然就变暖了。

●足少阳胆经的循行路线

足少阳胆经起于眼外角，向上到达额角部，下行至耳后，外折向上行，经额部至眉上，复返向耳后，再沿颈部侧面行于手少阳三焦经之前，至肩上退后，交出于手少阳三焦经之后，向下进入缺盆部。另外，胆经还包括耳部分支、眼外角分支、缺盆部直行分支、足背分支等。

●敲胆经祛寒的方法

敲胆经只是敲得大腿外侧的胆经有点发热、发麻，就可以达到祛寒的效果，并不要求很准确的穴位，当然如果能够敲到位最好。

具体方法：握拳，用力敲打大腿外侧的胆经，从腿根敲到膝盖，重点敲打环跳、风市、中渎、膝阳关四个穴位，如果遇到有痛感的地方，说明寒气比较重，要反复敲打。每天敲5～10分钟。

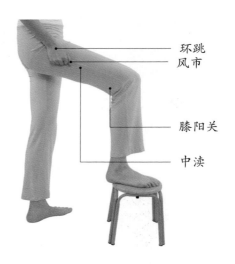

环跳
风市

膝阳关

中渎

内寒：温补阳气才能散寒

典型症状：形寒肢冷、畏寒喜暖、蜷卧（因为害怕寒冷而身体蜷缩起来，躺在床上）、面色苍白、腹泻便溏、舌润不渴等。

易引发的病证：水肿、痰饮、手脚冰凉、胃痛、便秘、便溏、泄泻、尿频、痛经、不孕等。

治疗原则：温阳散寒。

» 你为什么会有内寒

阳气素虚，阴寒内盛，身体失于温煦所致

因劳心劳力、年龄增大、睡眠不佳等问题导致心阳不足，使虚寒内生

脾为后天之本，气血生化之源，脾阳能达于肌肉、四肢，若脾阳虚衰，失于温运，则阴寒内生

内寒的原因

肾阳为人身阳气之根本，能温煦全身的脏腑组织，若肾阳虚衰，温煦失职，气化失权，则阴寒内生

» 中医内调祛内寒暖身法

祛内寒应遵循的饮食原则

1. 多吃温热的食物，忌食生冷寒凉的食物。

2. 常吃性质温热、有温中散寒作用的食物，如羊肉、桂圆等，也可以与肉桂、干姜、小茴香等搭配做成药膳。

3. 适当多吃些辛辣食物，可促进血液循环，起到祛内寒的作用，如辣椒、花椒等。

最值得推荐的五种祛内寒食物

祛内寒食物	祛内寒功效	注意事项
羊肉	味甘，性温，归脾、肾经，具有补肾壮阳、暖中祛寒、温补气血的功效，用于肾虚腰痛、形瘦怕冷、病后虚寒、产后大虚等证	暑热天或发热、牙痛、水肿及热证患者慎食
花椒	味辛，性温，归脾、胃、肾经，能温中散寒、除湿止痛，用于脘腹冷痛、呕吐泄泻、风寒湿痹等证	阴虚火旺者忌食
辣椒	味辛，性热，归心、脾经，有温中散寒、下气消食的功效，可用于胃寒气滞、脘腹胀痛、呕吐、泻痢、冻疮等证	阴虚火旺、咳嗽、目赤、疮疖、消化道溃疡及诸出血证者忌食
黑胡椒	味辛，性热，归胃、大肠经，可温胃散寒、止痛消痰，用于胃脘冷痛、受寒腹痛、反胃呕吐等证	阴虚火旺者忌食
桂圆	味甘，性温，归心、脾、胃经，可以温补脾胃、养血安神，用于体虚怕冷、脾胃虚寒、脾虚泄泻、气血亏虚等证	脘腹胀满、湿热重、小儿疳积、便秘、糖尿病、龋齿、牙痛及痰热咳嗽患者忌食

最值得推荐的六种祛内寒中药

祛内寒中药	祛内寒功效	用法用量	注意事项
肉桂	性大热，味辛、甘，归肾、脾、心、肝经，可补元阳、暖脾胃、除积冷、通血脉，用于肾阳虚所致的阳痿、遗精、痛经、闭经、面赤足冷、虚寒吐泻、产后瘀痛等证	1～4.5克，水煎，煲汤，也可以入丸、散	阴虚火旺、出血证患者及孕妇忌用
干姜	性热，味辛，归脾、胃、肺、肾、心经，可温中散寒、回阳通脉、燥湿消痰，用于体寒血冷、脘腹冷痛、呕吐泄泻、肢冷脉微、痰饮喘咳等证	3～9克，水煎，煲汤，也可以入丸、散	阴虚有热、血热妄行者忌食，孕妇慎用
小茴香	性温，味辛，归脾、胃、肝、肾经，可温肾散寒、和中暖胃、行气止痛，用于寒凝气滞、痉挛疼痛、脾胃虚寒等证	3～6克，水煎，煲汤或入丸、散	阴虚火旺者应忌用
附子	性大热，味辛、甘，有毒，归心、肾、脾经，其祛寒力强，有散寒除湿、回阳救逆、补火助阳的作用，用于寒邪内侵之胃腹疼痛、泄泻，以及寒湿阻络之痹痛	3～15克，水煎服或入丸、散	孕妇忌用。忌与半夏、瓜蒌、贝母、白蔹、白及同用
丁香	性温，味辛，归脾、胃、肺、肾经，可温中降逆、补肾助阳，用于胃寒呃逆、肾阳虚衰、寒疝腹痛等证	1～3克，水煎服或入丸、散	热病、阴虚内热者忌用。忌与郁金同用
吴茱萸	性热，味辛、苦，有小毒，归肝、脾、胃、肾经，可散寒止痛、助阳止泻，用于厥阴头痛、寒疝腹痛、经行腹痛、脘腹胀痛、五更泄泻等证	2～5克，水煎或入丸、散	阴虚火旺者应忌用

175

» 中医有哪些温阳散寒的好方法

艾灸扶阳祛寒，温通人体经络

中医认为，艾叶性温，属纯阳之性，用艾条或艾炷来温灸补阳穴位，具有温通经脉、行气活血、理气祛寒的作用。

●艾灸温阳祛寒的常用方法

艾灸法	操作方法	祛寒功效
温和灸	将艾条的一端点燃，对准应灸的穴位或病灶，距离皮肤2～3厘米处进行熏灸，使患者局部有温热感而无灼痛为宜	灸火柔而温，渗透力极强，可发挥刺激穴位和燃艾温热刺激的双重作用，达到祛寒的目的
隔姜灸	将新鲜生姜切成2～3厘米长、2～3毫米厚的薄片，并用针或牙签在姜片上刺许多小孔，上置艾炷放在应灸的部位，然后点燃施灸	生姜有温中散寒、调和营卫、祛痰下气等功效，此法适用于寒性腹痛、腹泻、寒咳、关节疼痛等各种虚寒病证
隔盐灸	取纯净干燥的细白盐适量，可炒至温热，纳入脐中，使与脐平，然后上置艾炷，点燃施灸，至局部稍感烫热，即更换艾炷	食盐咸寒，入肾经，此法可温阳散寒、回阳、救逆、固脱、温补下元，常用于治疗阴寒腹痛、泄泻、霍乱、吐泻、痢疾、小便不通、四肢冰冷等证

●艾灸温阳祛寒常用穴位

神阙、气海、关元、足三里等穴位都是人体重要的养生穴位，有内寒的人不妨每天挑选2～3个穴位，每穴艾灸10～20分钟，即可温补脾肾阳气，达到祛寒暖身的功效。

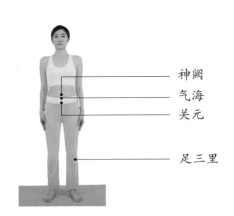

神阙
气海
关元

足三里

热敷温阳穴位可温阳祛寒

热敷疗法，即用热毛巾、热水袋、热盐或中药汤剂等热的物体放置在痛处来消除或减轻疼痛的方法。其原理是扩张局部的血液循环，起到祛寒消肿、减轻疼痛和消除疲劳的作用。所以，有内寒的人可以经常热敷一下前面介绍的那些助阳穴位。

热敷温阳祛寒的常用方法

热敷法		操作方法
热水袋热敷法		取热水袋灌入60～70℃热水，外包一层毛巾，放置于温阳穴位或患处
炒盐热敷法		取500克粗盐，炒热后装入布袋，温度适宜时敷在温阳穴位或患处，每次30分钟
姜渣热敷法		取生姜500克，洗净捣烂，挤出姜汁，然后将姜渣放在锅内炒热，用布包好后敷在温阳穴位或患处，凉了后再倒入锅内，加些姜汁，加热后再敷
毛巾热敷法		将干净的毛巾放在热水中浸湿后，拧干，敷在温阳穴位处或患处，然后用干毛巾或棉垫盖上以保持热度，毛巾的温度以人体的耐受度为限，每次持续热敷约15～20分钟
中药热敷法	药包热敷	将选好的药物在锅内煮热，用布包裹，敷于患病部位或温阳穴位，每次热敷时间不宜超过30分钟，每日2次
	药饼热敷	将药物研极细末，加入适量面粉做成饼状，加热后，将药物细末散于热饼上，再将药饼敷于患病部位或温阳穴位，凉后即换
	药末热敷	将选定的药物共研细末，或将所选用的药物捣烂，用布包好蒸热，温度适宜时敷在患病部位或温阳穴位上
	药液热敷	将药物煎熬后，用纱布蘸取药液，直接敷于患病部位或温阳穴位上
	药渣热敷	将选好的药物煎煮，去汁存渣，用其药渣热敷于患病部位或温阳穴位，并施盖纱布等物或用热药汁淋洒，以防散热太快
	药酒热敷	将所用的药酒蒸热，用纱布或棉花蘸取药酒，直接敷于患病部位或温阳穴位

三伏贴冬病夏治祛虚寒

所谓"三伏"就是指初伏、中伏、末伏的第一天，是一年中最热的时候，也是机体阳气最旺、人体气血最为通畅、体内凝寒之气易解的时候，皮肤松弛，毛孔张开，此时将阳性的药物贴敷在人体的温阳穴位上，更有利于药物的渗透和吸收，以温补阳气、利湿散寒、活血通络，祛除体内沉积的寒气。

三伏贴是中医内病外治、冬病夏治的一种传统疗法，"冬病"指好发于气候寒冷的冬季，或在冬季加重的病证，比如哮喘、慢性咳嗽、慢性支气管炎、慢性腹泻、过敏性鼻炎、痛经等。这些疾病往往都是由于体质虚寒、阳气不足造成的，所以治疗的根本就是要补阳祛寒，而在阳气最盛的夏季用三伏贴治疗，祛寒效果最好。

用三伏贴在夏天扶阳，给身体进行温补，正好适合这些阳虚内寒之人。将三伏贴的保护纸撕掉，将中间的膏药对准下述穴位，平整地贴好，2~3小时后揭下即可。

● 选取穴位

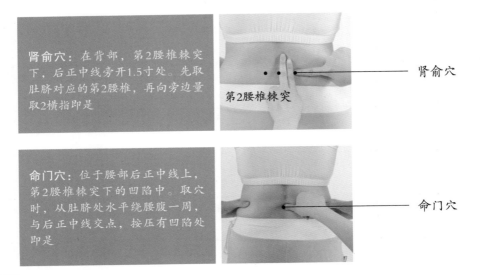

肾俞穴：在背部，第2腰椎棘突下，后正中线旁开1.5寸处。先取肚脐对应的第2腰椎，再向旁边量取2横指即是

第2腰椎棘突

肾俞穴

命门穴：位于腰部后正中线上，第2腰椎棘突下的四陷中。取穴时，从肚脐处水平绕腰腹一周，与后正中线交点，按压有凹陷处即是

命门穴

第五章

热要清：内热、外热分别怎么清

外热：宜疏风散热

典型症状：初起发热重，恶寒轻，头痛，脉浮，继而壮热、烦渴、咽喉肿痛、鼻塞、咳嗽、脉洪数，常易生风动血。

易引发的病证：感冒、发热、咳嗽、头痛等。

治疗原则：疏风散热，辛凉解表。

》 中医内调清外热法

清外热应遵循的饮食原则

1. 饮食一定要清淡，多吃维生素C含量高的蔬果，如菠菜、西兰花、西红柿、青椒、猕猴桃、柑橘等，增强免疫功能。

2. 忌吃滋补、肥甘厚味、辛辣、煎炸、烧烤等一切容易助热上火的食物，如羊肉、鱼虾、人参、桂圆、油条、肥肉等，尤其是在干燥多风的春秋季或炎热的夏季更要注意。

3. 多喝白开水，或者喝一些能疏风散热的茶饮，比如菊花茶、薄荷茶、桑菊茶等，效果都不错。但一定要注意少喝各种酸甜饮料，以及咖啡、浓茶、酒等燥热性的饮品，它们都容易使火气更旺。

最值得推荐的两种清外热食物

清外热食物	清外热功效	注意事项
菊花	味甘、苦，性微寒，归肺、肝经，能疏散风热、清肝明目，常与桑叶同用，对治疗外感风热、发热头痛、目赤肿痛、眼目昏花等证有效	气虚胃寒、食少泄泻者忌用
薄荷	味辛，性凉，归肺、肝经，辛能发散，凉能清利，是疏散风热的佳品，用于外感风热、头痛、目赤、咽喉肿痛、喉痹、口疮、胸胁胀闷等证	阴虚血燥、肝阳偏亢、表虚汗多者忌服

最值得推荐的六种清外热中药

清外热中药	清外热功效	用法用量	注意事项
桑叶	味甘、苦，性寒，归肺、肝经，善于散风热而泄肺热，且可清肝火，常用于外感风热、咳嗽、头晕头痛、目赤昏花等证	5～9克，水煎，泡茶饮用，或入丸、散	脾胃虚寒者忌用
金银花	味甘，性寒，归胃、肺、心经，能疏散风热、清热解毒，用于外感风热或温病发热、中暑、热毒血痢、口腔溃疡、痈肿疔疮、喉痹及多种感染性疾病	6～15克，水煎服，泡茶饮用，或入丸、散	脾胃虚寒及气虚疮疡脓清者忌服
连翘	味苦，性微寒，归肺、心、小肠经，可清热解毒、消肿散结、透热达表、清里热、解疮毒，常用于风热感冒、温病初起、乳痈、疮毒等证	6～15克，水煎，泡茶饮用，或入丸、散	脾胃虚弱、气虚发热、痈疽已溃者忌服
穿心莲	味苦，性寒，归心、肺、大肠、膀胱经，既能清热解毒、凉血消肿，又兼透表，可用于感冒发热、咽喉肿痛、口舌生疮、痈肿疮疡等证	6～9克，水煎服或入丸、散	阳虚证及脾胃弱者慎服
牛蒡子	味辛、苦，性寒，归肺、胃经，可疏散风热、宣肺透疹、解毒利咽，用于风热感冒、咳嗽痰多、麻疹、风疹、咽喉肿痛、痄腮丹毒等证	6～12克，水煎服或入散	本品能滑肠，气虚便溏者忌用
蝉蜕	味甘，性寒，归肺、肝经，能疏散风热、利咽开音、透疹，用于风热感冒、温病初起、咽痛喑哑、麻疹不透、风疹瘙痒等证	3～6克，水煎服或入丸、散	孕妇慎服

» 中医有哪些疏风散热的好方法

刺激大椎穴、风池穴可疏风散热

●定位取穴

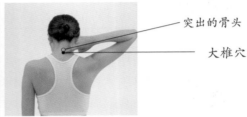

大椎穴：在脊柱区，第7颈椎棘突下凹陷中。取穴时，正坐低头，用手可摸到脖子后方最突出的一块骨头，就是第7颈椎，该处下方的空隙处即是

突出的骨头
大椎穴

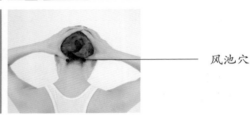

风池穴：人体颈后区枕骨之下，胸锁乳突肌上端与斜方肌上端之间的凹陷中。取穴时，用双手掌心贴住耳朵，十指自然张开抱头，拇指往上推，在脖子与后发际的交接线各有一凹陷处即是

风池穴

●大椎穴的刺激方法

用温水拭干净大椎穴部位，并涂抹适量刮痧油，用刮痧板用力快速刮几下，使穴位处出痧，痧退之后可继续刮。如此反复，可有效退热。

●风池穴的按摩方法

1. 拿风池：用拇指、食指捏住两侧的风池穴，拿捏30次，力度以能忍受为宜。

2. 按压法：双手十指自然开张，以双手拇指分别按压两侧风池穴（也可以用一只手的拇指和食指同时按压两侧的风池穴），反复按压3~5分钟，以穴位处发热且稍感酸胀为好。

背部刮痧可有效散风热

疏风散热还有一个有效的方法，就是背部刮痧。人体背部有足太阳膀胱经和督脉循行，它们都是阳经，很容易受寒热之邪侵袭，背部刮痧主要就是刮这两条经络。其中督脉总督一身之阳经，调节着一身的阳经气血，有"阳脉之海"之称。膀胱经上分布着人体五脏六腑的背俞穴，背俞穴可散发脏腑之热，所以，在背部刮痧，不仅能疏风散热，还可以调节脏腑功能，对祛除体内热邪效果显著。

●定位取穴

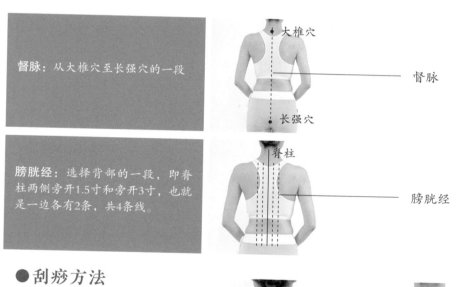

督脉：从大椎穴至长强穴的一段

大椎穴

督脉

长强穴

膀胱经：选择背部的一段，即脊柱两侧旁开1.5寸和旁开3寸，也就是一边各有2条，共4条线。

脊柱

膀胱经

●刮痧方法

用刮痧板蘸取适量刮痧油，从上至下分别刮拭督脉和膀胱经，每条经络反复刮拭20～30次，力度适宜，刮至出痧效果最佳。

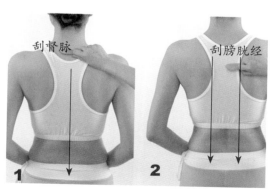

刮督脉

刮膀胱经

1

2

内热：是泻火还是滋阴，需辨清虚实再清热

典型症状：实热有壮热、面赤、口渴喜冷、小便黄赤、大便秘结，甚则狂躁、昏迷、舌红苔黄等症。

虚热有五心烦热、午后颧红、失眠盗汗、口燥咽干、眩晕、耳鸣、舌红少苔等症。

易引发的病证：发热、咳嗽、痰饮、咽喉炎、口腔溃疡、口臭、牙痛、流鼻血、高血压、脑卒中、失眠、消渴、便秘、泄泻等。

治疗原则：实热需清热泻火；虚热需滋阴清热。

》 你为什么会有内热

阳气过亢，机能亢奋，以致伤阴耗液而生内热

风、寒、暑、湿、燥等外邪，在体内郁结过久化热、化火

痰浊、瘀血、食积、虫积等病理性代谢产物，在体内郁而化火、实热内结所致

内热的原因

由于精神情志的刺激，影响了机体阴阳、气血和脏腑的生理平衡，造成气机郁结，气郁日久则从阳而化热，使火热内生

由于精亏血少，阴液大伤，阴虚阳亢，导致虚热、虚火内生

» 中医内调清内热法

清内热应遵循的饮食原则

1. 饮食要清淡、易消化，多喝水，忌食肥甘厚腻、辛辣刺激的食物，戒烟酒。

2. 有实火的人宜多吃些清热祛火、偏凉性的食物，如绿豆、西瓜、白菜、苦瓜、荸荠等。

3. 有虚火的人可以多吃些养阴清热的食物，如鸡蛋、银耳、山药、梨、枇杷、蜂蜜、酸梅、乌梅等。

最值得推荐的五种清内热食物

清内热食物	清内热功效	注意事项
绿豆	味甘，性凉，归心、胃经，具有清热泻火、消暑利水的功效，用于暑热烦渴、水肿、丹毒、痈肿等证	素体阳虚、脾胃虚寒、泄泻者忌食
苦瓜	味苦，性寒，归肝、心、肺经，可泻六经实火、清暑益气、止烦渴，用于暑热烦渴、消渴、赤眼疼痛、痢疾、疮痈肿毒等证	孕妇及脾胃虚寒者忌食
西瓜	味甘，性寒，归心、胃、膀胱经，有清热解暑、泻火除烦的作用，尤其适宜夏季心火旺、暑热烦渴、高热不退、小便不利者食用	脾胃虚寒、腹泻、口腔溃疡、糖尿病、肾功能不全、感冒初期患者及产妇均应少食或不食
银耳	味甘、淡，性平，归肺、胃、肾经，质润多液，滋润而不腻滞，可养阴清热、润燥生津，适宜阴虚火旺、肺源性心脏病、津少口渴者调补食用	风寒咳嗽、湿痰壅盛、腹泻者忌食
梨	味甘、微酸，性凉，归肺、胃经，能滋阴清热、生津润燥，可用于内热所致的烦渴、咳喘、痰黄等证	脾胃虚寒、风寒咳嗽、寒性痛经者及产妇忌食

最值得推荐的六种清内热中药

清内热中药	清内热功效	用法用量	注意事项
决明子	味甘、苦、咸，微寒，归肝、大肠经，能清泻肝胆郁火，用于目赤涩痛、畏光多泪、头痛眩晕、目暗不明等证	9~15克，水煎服，泡茶	泄泻和血压低者慎用，忌与大麻子同用
葛根	味甘、辛，性凉，归脾、肺、胃经，能除脾胃虚热，有生津止渴的作用，用于热病口渴、消渴、热痢、泄泻等证	9~15克，水煎服或捣汁	胃寒、夏季表虚汗多者忌用
麦冬	味甘、微苦，性微寒，归胃、肺、心经，可养阴益胃、生津润肺，用于肺燥干咳、阴虚伤津等证	6~12克，水煎，泡茶，煲汤，煮粥	脾胃虚寒、感冒者忌服
黄连	味苦，性寒，归心、脾、胃、肝、胆、大肠经，可清热燥湿、泻火解毒，善清上焦火热，用于热病高热、湿热痞满、心烦不目赤、牙痛、痈肿疔疮等证	2~5克，水煎服或入丸、散	阴虚烦热、脾胃肾虚寒者忌服。忌与菊花、芫花、玄参、白鲜皮、款冬、白僵蚕、牛膝同用
沙参	味甘、微苦，性微寒，归肺、胃经，可补气养阴、祛热清肺，用于气虚阴亏、阴虚久咳、燥咳痰少、口渴等证	10~15克，水煎，泡茶，煲汤，煮粥或入丸、散	风寒咳嗽、脏腑无实热者忌服。忌与藜芦共用
大黄	味苦，性寒，归脾、胃、大肠、肝、心包经，可泻热毒、破积滞、行瘀血，用于实热便秘、目赤咽肿、齿龈肿痛、食积痞满、痈疡肿毒等证	3~15克，水煎服（用于泻下不宜久煎）或入丸、散	孕产期女性忌用，表证未解、血虚气弱、脾胃虚寒及无实热积滞、瘀结者均忌用

≫ 中医清内热的外治方法

心有实火刮少府穴、劳宫穴，心有虚火揉少海穴、涌泉穴

　　少府穴、劳宫穴分别是心经和心包经的荥穴，五行属火，用刮痧法可清心热、安心神，治疗心火亢盛引起的失眠、烦躁易怒等证。少海穴为心经合穴，五行属水，按揉此穴可滋阴清热，治疗五心烦热等心虚火症状。涌泉穴为肾经首穴，肾主水，肾水能克心火，所以按摩涌泉穴，能使肾气更为旺盛，从而上克心阳，达到泻心火的目的。

●定位取穴

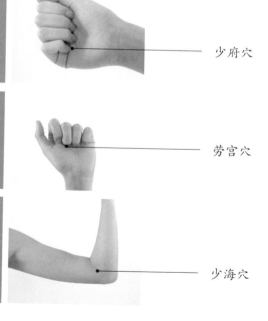

少府穴：在手掌，横平第5掌指关节近端，第4、5掌骨之间。取穴时，半握拳，以无名指、小指的指尖切压在掌心内第1横纹处，小指指尖下凹陷处即是

少府穴

劳宫穴：在手掌心，横平第3掌指关节近端，第2、3掌骨之间偏于第3掌骨。取穴时，握拳屈指，中指尖处即是

劳宫穴

少海穴：在肘前区，横平肘横纹，肱骨内上髁前缘。取穴时，坐位，屈肘成直角，肘横纹内侧端可触及一凹陷，按压有酸麻感处即是

少海穴

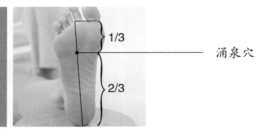

涌泉穴：位于足底部，屈足卷趾时足心最凹陷中；约当足底第2、3趾蹼缘与足跟连线的前1/3与后2/3交点凹陷中。

涌泉穴

●刺激方法

1. 刮痧板蘸取适量刮痧油，将刮痧板的后边角与皮肤呈90°向下按压，分别刮拭少府穴、劳宫穴，力量逐渐加重，刮拭3～5分钟。

2. 用拇指指腹分别按揉少海穴、涌泉穴，每穴每次揉3～5分钟。

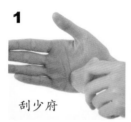

刮少府

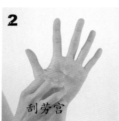

刮劳宫

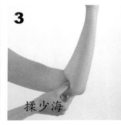

揉少海

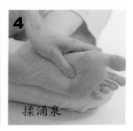

揉涌泉

胃有实火刮合谷穴、内庭穴，虚火揉足三里穴、三阴交穴

合谷穴为手阳明大肠经之原穴，内庭穴是胃经的荥穴，在这两个穴位处刮痧，可主治各种由胃火引起的热证。足三里穴能强健脾胃功能，三阴交穴可同时补肝、脾、肾三脏之阴，二者合用可滋阴清热。

●定位取穴

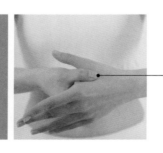

合谷穴：位于手背，第2掌骨桡侧的中点处。取穴时，拇指、食指张开，以其中一只手的拇指指骨关节横纹，放在另一只手的虎口上，当拇指尖下即是

合谷穴

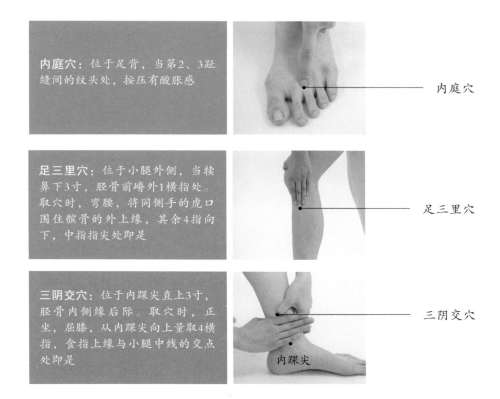

内庭穴：位于足背，当第2、3趾缝间的纹头处，按压有酸胀感

内庭穴

足三里穴：位于小腿外侧，当犊鼻下3寸，胫骨前嵴外1横指处。取穴时，弯腰，将同侧手的虎口围住髌骨的外上缘，其余4指向下，中指指尖处即是

足三里穴

三阴交穴：位于内踝尖直上3寸，胫骨内侧缘后际。取穴时，正坐，屈膝，从内踝尖向上量取4横指，食指上缘与小腿中线的交点处即是

内踝尖

三阴交穴

●按摩方法

1. 刮痧板蘸取适量刮痧油，分别刮拭合谷穴、内庭穴，反复刮2~3分钟。

2. 用拇指指端分别按揉两侧的足三里穴、三阴交穴，每穴每次按揉2~3分钟，以穴位处有酸胀、发热的感觉为宜。

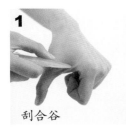

1

刮合谷

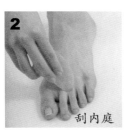

2

刮内庭

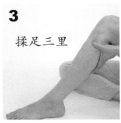

3

揉足三里

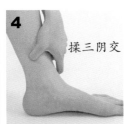

4

揉三阴交

肝胆实火刮行间穴、太冲穴，虚火揉曲泉穴、复溜穴

行间穴与太冲穴均属于足厥阴肝经，行间穴为本经的荥穴，太冲穴为原穴。在这两个穴位处刮痧，对肝火引起的病症有较好的治疗及调理作用。曲泉穴为肝经气血的会合之处，复溜穴是足少阴肾经的一个腧穴，有滋阴的功效，二者合用可治疗肝肾阴虚。

●定位取穴

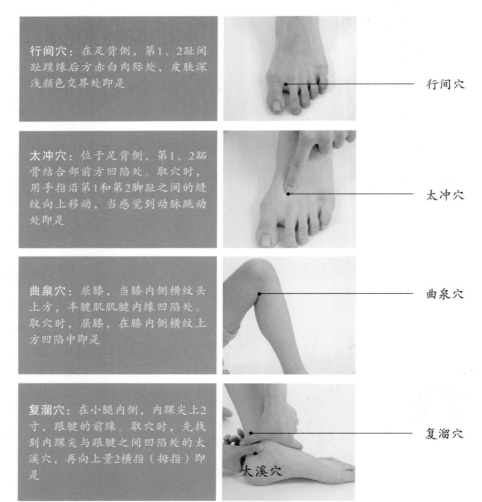

行间穴：在足背侧，第1、2趾间趾蹼缘后方赤白肉际处，皮肤深浅颜色交界处即是 —— 行间穴

太冲穴：位于足背侧，第1、2跖骨结合部前方凹陷处。取穴时，用手指沿第1和第2脚趾之间的缝纹向上移动，当感觉到动脉跳动处即是 —— 太冲穴

曲泉穴：屈膝，当膝内侧横纹头上方，半腱肌肌腱内缘凹陷处。取穴时，屈膝，在膝内侧横纹上方凹陷中即是 —— 曲泉穴

复溜穴：在小腿内侧，内踝尖上2寸，跟腱的前缘。取穴时，先找到内踝尖与跟腱之间凹陷处的太溪穴，再向上量2横指（拇指）即是 —— 复溜穴

太溪穴

●**刺激方法**

1. 刮痧板蘸取适量刮痧油，从行间穴向太冲穴方向刮拭，反复刮3分钟。

2. 用拇指指端分别按揉曲泉穴、复溜穴，每天按揉3～5次，每穴每次按揉2～3分钟，以产生酸胀感为宜。

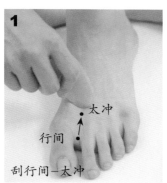

刮行间-太冲

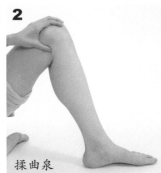

揉曲泉

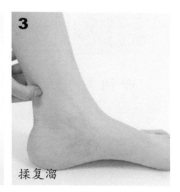

揉复溜

肺有实火刮鱼际、掐少商，虚火按尺泽

鱼际穴、少商穴分别是肺经的荥穴和井穴，善于清肺泻火、祛除外邪，且有很强的宣泄郁热的作用，对治疗肺系实热证效果显著。尺泽穴是肺经的合穴，五行属水，按揉此穴可养肺阴、清肺之虚热。

●**定位取穴**

鱼际穴：位于手外侧，第1掌骨桡侧中点赤白肉际处。取穴时，拇指伸直，在拇指根部和手腕连线的中点、皮肤深浅颜色交界处即是

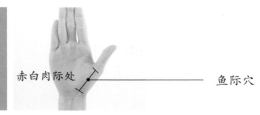

赤白肉际处　　　　　　　　鱼际穴

少商穴：在手指，拇指末节桡侧，指甲根角侧上方0.1寸处，即拇指指甲边缘两条线的连接点

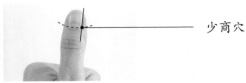

少商穴

尺泽穴：位于肘横纹上，肱二头肌腱桡侧凹陷中。取穴时，手臂屈肘用力，在肘部摸到一条硬筋，筋的外侧肘弯横纹上凹陷处即是

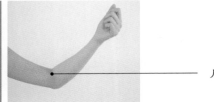

尺泽穴

●刺激方法

1. 用刮痧板棱角蘸取适量刮痧油，刮鱼际穴，反复刮3分钟。

2. 用拇指指甲的甲缘与食指垂直掐少商穴，感觉刺痛即可，每次掐2～3分钟。

3. 屈肘，用拇指指端按压尺泽穴，稍用力，以穴位处有酸痛感为佳，每次按压2～3分钟。

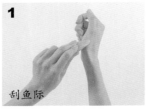

刮鱼际

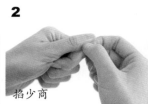

掐少商

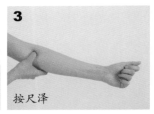

按尺泽

TIPS

肺实火和肺虚火的区别

肺实火，一是发病比较急，二是痰液多是黄色，病人多伴有发热和咽痛，也就是上火的情况；肺虚火一般会出现反复咳嗽，病程较长，缓慢发病，时间久了导致肺阴虚，主要表现为咳痰量少，咳痰黏稠，并且痰少不易咳，伴有口干舌燥、咽部干痛，特别是晚上表现为干痛症状。